Christof Steinhauser

Attraktiv und sexy in jedem Alter

Eine energetische Anleitung zur Steigerung von Lust und persönlicher Anziehungskraft

DAS 6-SCHRITTE-PROGRAMM für ewige Jugend

Schirner Verlag

Die Ratschläge in diesem Buch sind sorgfältig erwogen und geprüft. Sie bieten jedoch keinen Ersatz für kompetenten medizinischen Rat, sondern dienen der Begleitung und der Anregung der Selbstheilungskräfte. Alle Angaben in diesem Buch erfolgen daher ohne Gewährleistung oder Garantie seitens des Autors oder des Verlages. Eine Haftung des Autors bzw. des Verlages und seiner Beauftragten für Personen-, Sach- und Vermögensschäden ist ausgeschlossen.

Wir verzichten auf das Einschweißen unserer Bücher – **UNSERER UMWELT ZULIEBE!**

ISBN 978-3-8434-1379-4

Christof Steinhauser:
Attraktiv und sexy in jedem Alter
Eine energetische Anleitung
zur Steigerung von Lust und
persönlicher Anziehungskraft

Umschlag: Silja Bernspitz & Simone Fleck, Schirner, unter Verwendung von # 174706823 (© Abstractor), #446490508 (© altafulla), #753090946 (© VICUSCHKA), #1062276182 (© Elonalaff), www.shutterstock.com
Layout: Silja Bernspitz, Schirner
Lektorat: Kerstin Noack, Schirner
Printed by: Ren Medien GmbH, Germany

www.schirner.com

1. Auflage Februar 2019

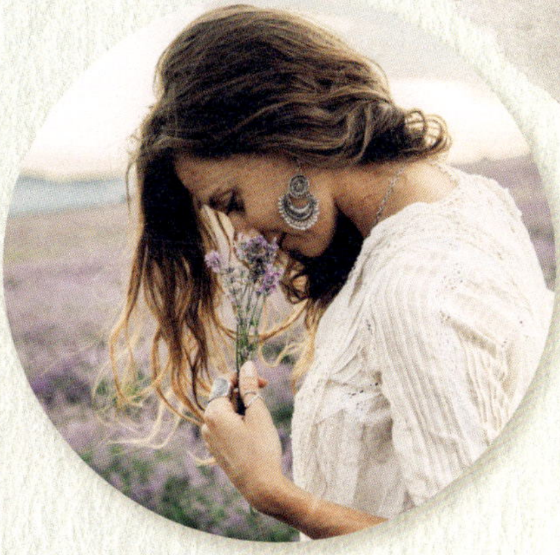

Wer die Schönheit der Natur und ihrer wunderbaren Wesen wahrnimmt, der erkennt, welchen Zauber er in sich selbst entfalten kann.

Die Grundlagen persönlicher Attraktivität

Das 6-Schritte-Programm für Ausstrahlung und ewige Jugend

Inhalt

Übungen für deine tägliche Praxis

Deine neue Jugend und Attraktivität

Inhalt

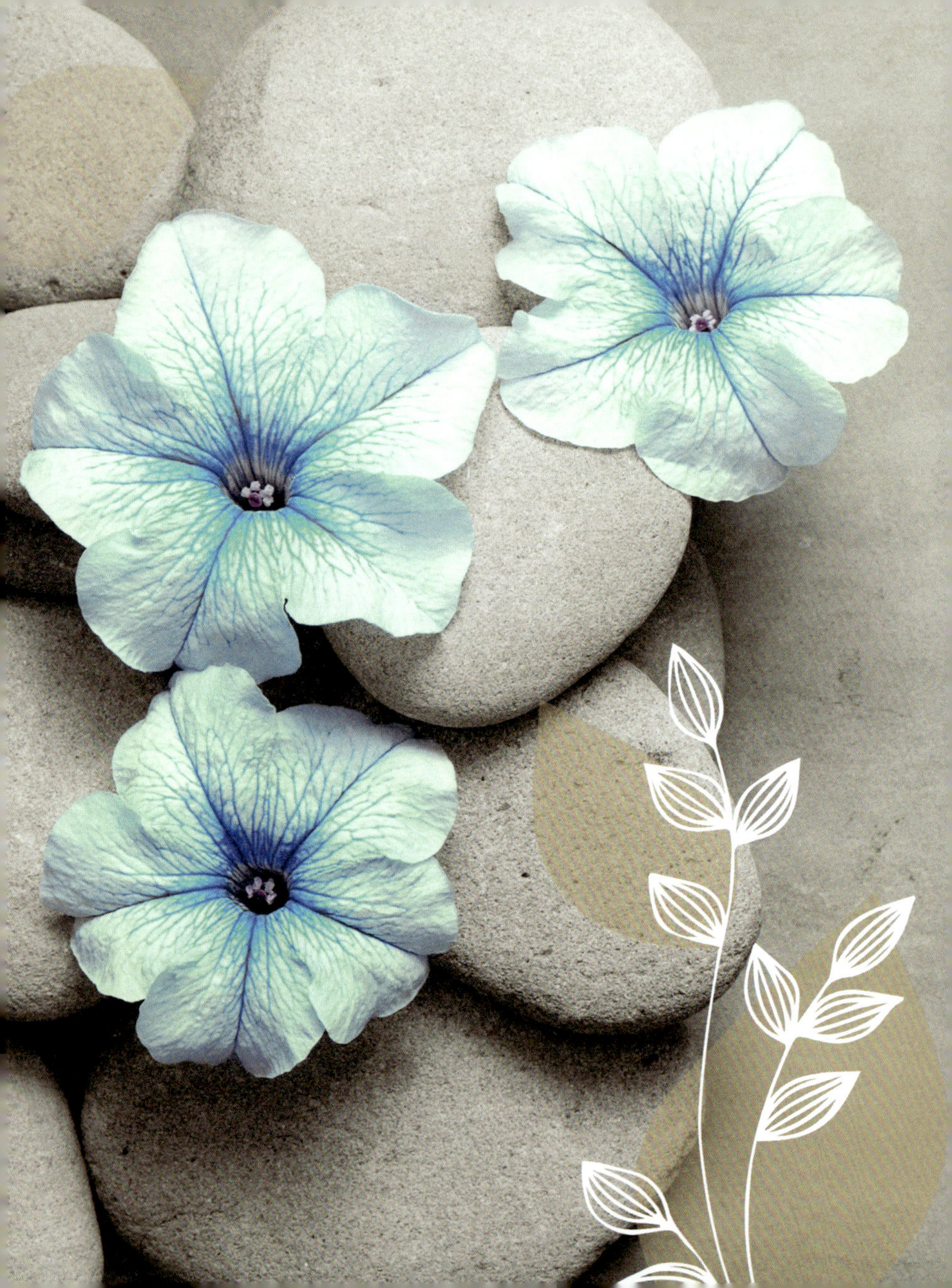

Die Grundlagen persönlicher Attraktivität

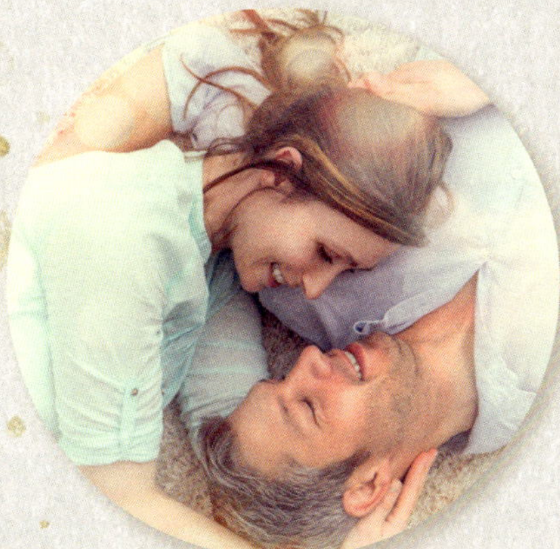

Die geheimen Aufzeichnungen über Lust und Anziehungskraft

Im Norden Chinas lebte vor etwa tausend Jahren Jiao, die bezaubernde Tochter eines reichen Fabrikanten. Sie war mit dem zwanzig Jahre älteren Philosophen Meng verheiratet und vor Kurzem vierzig Jahre alt geworden. Jiao wurde seit ihrer Jugend von Männern umworben und erinnerte sich noch gut daran, wie Meng ihr damals seine einzigartige Geschichte erzählte, durch die er – obgleich er so viel älter war als sie – ihr Herz gewann.

Meng hatte sich zu jener Zeit, bedrückt wegen seines fortgeschrittenen Alters und der zunächst erfolglosen Annäherung an Jiao, die er auf einem chinesischen Neujahrsfest kennengelernt hatte, in den Bergen der Provinz Hebei in die Meditation begeben. Sein Ziel war es gewesen, zu erfahren, wie er sein jugendliches Feuer wieder entfachen konnte, um neue Attraktivität zu erlangen. Gegen Ende seiner zweiwöchigen Selbstbesinnung empfing er das Geheimnis der Junggebliebenen. In kraftvollen Eingebungen wurde ihm eine wirkungsvolle Anleitung vermittelt, mit der er seine Leidenschaft zurückgewinnen und neue Jugendlichkeit und Attraktivität ausstrahlen konnte. Meng erfuhr, was er tun musste, um für das andere Geschlecht in besonderem Maße begehrenswert zu werden. Bereits nach wenigen Wochen hatte er sein Leben tief greifend transformiert und über seine neue unwiderstehliche Ausstrahlung überraschend eine tiefe Liebesbeziehung zu Jiao aufgebaut.

In den folgenden Jahren sollte Meng zahlreiche weitere wertvolle Einsichten gewinnen, die er unmittelbar in Schriftrollen niederschrieb, um sie für sich und die Nachwelt aufzubewahren. Insbesondere interessierten ihn dabei, wie man die geheimnisvolle Kraft und Weisheit der Intuition zur Kommunikation auf einer höheren Ebene nutzen kann, sowie Möglichkeiten und Techniken, die eigene Lebensenergie – und damit verbunden auch die Liebeskraft – zu steigern.

Basierend auf dem Wissen, das er durch Eingebung erhielt, und seinen eigenen tief greifenden Erfahrungen entwickelte er eine für Männer und Frauen gleichermaßen nutzbare Anleitung zur Steigerung von Lust und persönlicher Anziehungskraft, die herkömmliche Methoden in ihrer Wirksamkeit bei Weitem übertreffen konnte.

Seine Aufzeichnungen verwahrte Meng zunächst an einem sicheren Ort, da sie einzigartige und für viele Menschen hilfreiche Weisheiten beinhalteten. Die Literatur blühte zu dieser Zeit in China auf, und gerade war eine starke Zunahme im Buchdruck zu verzeichnen. Somit bot sich Meng eine große Chance. Dennoch beabsichtigte er, seine Schriftstücke erst weiterzugeben, wenn ihn ein besonderes Ereignis dazu veranlassen sollte oder er einem geliebten Menschen damit etwas Gutes tun konnte.

Dieser Zeitpunkt war gekommen, als Jiao ihren vierzigsten Geburtstag feierte. Schon seit ihrem siebenunddreißigsten Lebens-

jahr war sie von Zweifeln geplagt, sie fragte sich häufig, ob und wie lange ihre Attraktivität und äußere Schönheit noch fortbestehen würden. Sie fühlte sich zunehmend überlastet, zudem hatte ihre einstige wundervolle sexuelle Lust bereits spürbar nachgelassen. In ihrem Beruf schien sie inzwischen deutlich weniger gefragt zu sein. Mit 39 hatte sie sich um eine neue Stelle als Schneiderin und Vorführdame für mehrteilige jugendliche Frauengewänder bemüht. Früher hatte sie das Publikum bei Vorführungen mit ihrer Ausstrahlung und anmutigen Haltung sowie den für die Song-Dynastie typischen Farben Rosa, Weinrot und Weiß verzaubert. Doch mittlerweile wurde Jiao immer öfter mit dem Argument, sie sei zu alt für diese Aufgabe, abgewiesen.
Diese Entwicklung nagte an ihrem Selbstwertgefühl und an ihrem tief greifenden Bedürfnis, für die Gesellschaft als auch für ihren geliebten Mann attraktiv zu sein und zu bleiben.
Meng fühlte Jiaos Sorgen dank seiner intuitiven Kräfte und seines hohen Einfühlungsvermögens, lange bevor ihm Jiao ihr Herz ausschüttete. So beschloss er, seiner Lieben an ihrem runden Geburtstag sein besonderes Werk zu überreichen.

Mengs gesammelte Aufzeichnungen über Lust und Anziehungskraft erwiesen sich für Jiao als eine unglaubliche Überraschung und gleichzeitig große Freude. Sie las die einzelnen Texte fast in einem Zug durch, begann danach, die angebotenen Übungen durchzuführen, und bemerkte schon bald eine formidable Wandlung in ihrer Einstellung und ein neues Begehren in ihrem Herzen. Auch vernahm sie, wie sich ihre Lebenskraft spürbar steigerte und sie gegenüber anderen Menschen mit frischer Attraktivität punkten konnte, denn sie erhielt auf beruflicher Ebene schon bald neue, interessante Angebote.

Jiao wusste fortan, was sie tun musste, um für die Gesellschaft attraktiv zu bleiben, ja, sogar richtig begehrenswert zu werden und nebenbei auch ihre Liebeskraft immens zu steigern. Und auch Meng beglückte es, Jiao so zu sehen.

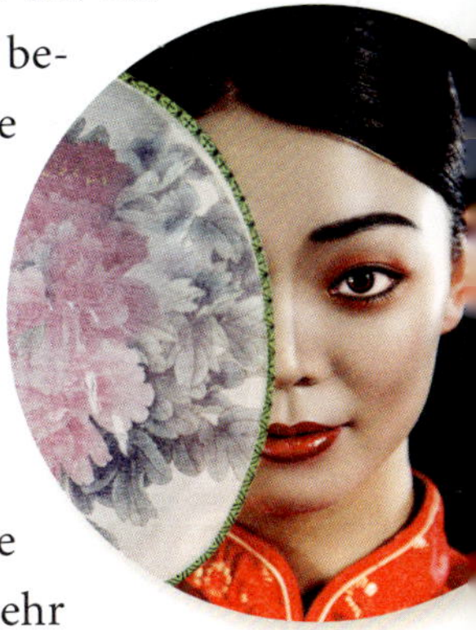

Heute erkennen wir zunehmend, dass es die Wiederentdeckung und Entwicklung ursprünglicher, intuitiver Fähigkeiten und energetische Methoden sind, die uns zu wahrer Erfüllung, mehr Lebensenergie und neuer Kraft auch in der Liebe verhelfen. Die Anleitung hierzu wurde einst von Meng empfangen und niedergeschrieben. Jetzt, lange nachdem Jiao diese geheimen Aufzeichnungen über Lust und Anziehungskraft von Meng erhalten hat, liegen dir dieses Wissen und alle Übungen in diesem Buch vor. Sie bieten dir einen völlig neuartigen Ansatz und werden dir eine wundervolle Begleitung sein. Du selbst entscheidest ebenso wie Meng, wen du in dein Geheimnis einweihen möchtest.

Vergiss daher zunächst einmal alles, was dir über die Vergänglichkeit von äußerer Schönheit oder Attraktivität in unserer Gesellschaft zu Ohren gekommen ist oder von ihr eingebläut wurde. Denn alles beginnt in deinem Inneren. Ja, du trägst die wahre Schönheit in dir. Dieser innere Glanz muss nie vergehen und kann sogar äußere Falten wettmachen. Du wirst rasch erfahren, wie du neben allgemeinen Anregungen vor allem die geheimnisvolle Kraft der Intuition für deine Absichten nutzen kannst. Dank begleitender energetischer Übungen wirst du deinen persönlichen Zauber in dir entfalten und auch deine Liebeskraft erheblich steigern und in jedem Alter bewahren können. Nebenbei lernst du, sowohl deine intuitiven Fähigkeiten als auch deine neue Lebensenergie für die Erfüllung weiterer Bedürfnisse und für die Erhaltung und Pflege deiner Gesundheit zu nutzen.

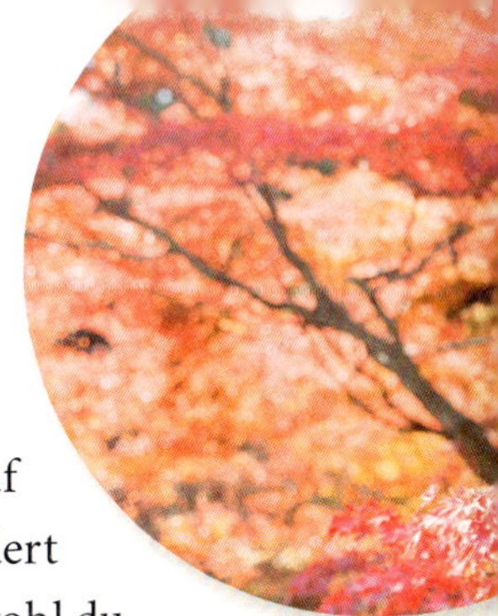

Älter werden und attraktiv bleiben

Sind das nicht spannende Aussichten, wenn du dir z. B. vorstellst, wie zunehmend Menschen auf dich zukommen, die du bisher selbst bewundert hast? Du spielst dann in einer anderen Liga, obwohl du natürlich du selbst geblieben bist. Dein neuer Glanz ist nicht aufgesetzt, sondern tief in dir entstanden, und du trägst ihn nun nach außen. Du fragst dich vielleicht, wie es mir selbst ergangen ist und ergeht, wenn ich mir zutraue, solche Perspektiven aufzuzeigen. Selbstverständlich erläutere ich dir gern meinen Weg: Ich habe, bevor ich – zumindest dem Alter meiner Geburtsurkunde nach – in die spannende zweite Hälfte meines Lebens eingetreten bin, mit Ende 30 das erste Mal Bilanz gezogen, indem ich in all meinen Lebensbereichen das bisher Erreichte und den Grad meiner Erfüllung darin näher betrachtet habe.

Natürlich hatte auch ich in meinem Leben privat und beruflich nicht nur Hochs zu verzeichnen, sondern musste mich immer wieder durchbeißen, erfuhr Rückschläge und ging durch ausgeprägte Phasen des Lernens und der Erkenntnisgewinnung. Insbesondere in meinen ersten Freundschaften durchlebte ich negative Erfahrungen.

Als ich mich mit 14 Jahren während eines Tanzkurses das erste Mal in ein tolles Mädchen verliebte, stieß ich gleich auf mächtige Konkurrenz und konnte bei dieser hübschen jungen Dame, die mir den Kopf um mindestens 180 Grad verdreht hatte, trotz aller Anstrengungen einfach nicht punkten. Es war ausgerechnet mein bester Freund, der mir bald mitteilte, dass er jetzt mit Ulli – so hieß meine Auserwählte – gehen würde. Dies war für mich der Anstoß, gezielt an meinen Flirt- und Eroberungsfähigkeiten zu arbeiten. Doch bevor sich dann der große Erfolg einstellen sollte, musste ich noch einige weitere frustrierende Abfuhren verdauen, wobei ich sagen muss, dass ich mich immer um bereits vergebene Damen bemühte und mir daher selbst von Anfang an die Messlatte recht hoch gelegt hatte.

Solche Momente und Gefühle – in diesem und auch in anderen Lebensbereichen – verstand ich schon damals als Prüfungen auf meinem Weg und nutzte sie gezielt für meine persönliche Weiterentwicklung. Daher war ich mit 39 ziemlich dankbar und glücklich über das Ergebnis meiner Betrachtungen, denn ich stellte fest, dass ich bis dahin ein echt cooles Leben führen durfte, und ich wusste, da ging noch viel mehr!

Aus Dankbarkeit und aus Freude darüber, etwas von meinen Erfahrungen in die Welt tragen zu können, habe ich parallel zu meiner beruflichen Tätigkeit als Manager mit dem Schreiben von Büchern über Selbstentfaltung und mental-spirituelles Anti-Aging begonnen. Diese Aufgabe gab mir nochmals einen riesigen Motivationsschub. Nachdem die heutige Bilanz aufgrund der konsequenten Umsetzung meiner eigenen Methoden nochmals wesentlich erfreulicher ausfällt als zum Zeitpunkt der ersten

Überprüfung, freut es mich, dir folgende persönliche Resultate aufzeigen zu können:

- Ich fühle mich heute biologisch mindestens zehn Jahre jünger als bei der ersten Überprüfung, obwohl ich inzwischen gut zehn Jahre älter bin. Mein biologisches Alter ist somit um 20 Jahre gesunken. Erstaunlich, oder? Ich genieße schätzungsweise die Power und Lebenslust eines 30-Jährigen.
- Seit meiner Jugend betreibe ich asiatische Kampfkunst und konnte gerade in den letzten zehn Jahren mein Niveau darin sowie durch viel Sport meine Vitalität und Lebensfreude im Allgemeinen erheblich steigern. Mit 50 bin ich aus purer Lust an der Bewegung erstmals dem wohlgestalteten Waschbrettbauch eines Christiano Ronaldo ein großes Stück nähergekommen und arbeite mit Freude weiter daran. Ich liebe Fitness und körperliche Betätigung!
- Ich erkenne an und schätze wie nie zuvor das Älterwerden, das persönliche Wachstum auf allen Ebenen und die zunehmende Weisheit sowie die Chancen, die mit der zweiten Lebenshälfte einhergehen. So, wie es der Name eines meiner Bücher zum Ausdruck bringt, sagt mir auch mein Spiegelbild jeden Tag: »Du wirst nicht älter, sondern besser.«
- Über Jahre habe ich neue Gewohnheiten und Fähigkeiten entwickelt, die die Leidenschaft in meinem Herzen, das Leben nach allen Möglichkeiten auszukosten und zu genießen, täglich beflügeln.

- Ich erkenne sofort, wenn mich äußere Situationen, Nachrichten, Umstände oder auch andere Menschen in meiner Lebenslust bremsen wollen, und begegne diesen mit angemessenem Respekt, aber auch entschiedener Ablehnung, wenn erforderlich.
- Aus Wertschätzung für mein individuelles Dasein habe ich neue spannende Projekte begonnen, die mich schon am Morgen – und wann immer ich daran denke – mit Begeisterung und Tatendrang erfüllen. Lasse dich überraschen, wie das geht, und dich dann vielleicht selbst davon inspirieren. Das Leben ist so wunderbar!
- Und meine Attraktivität? Alles, was ich dazu sagen kann, ist: Als Mid-Ager habe ich heute in beruflicher als auch in privater Hinsicht mehr Möglichkeiten und Angebote denn je. Das ist einfach grandios und ein großartiges Gefühl!
- Durch mental-spirituelle Praktiken, intelligente Ernährung und konsequent viel Bewegung habe ich mich sozusagen ganzheitlich von all dem inneren und äußeren Ballast befreit, der viele Menschen herunterzieht oder kleinhält. Der daraus resultierende ungehinderte Fluss an Lebensenergie und Liebe führt auf natürliche Weise zu Vitalität und innerer Reinheit, die in der Außenwelt wiederum entsprechende Resonanz hervorrufen. Was kann man sich mehr wünschen?

Ja, ich bin sehr dankbar für diese Entwicklung und die Erkenntnisse, für die wundervollen Vorzüge und auch die Steigerung der persönlichen Attraktivität, die die bewusste Hingabe an das Leben mit sich bringen kann. Alles beginnt jedoch stets bei uns selbst, und so können wir natürlich umgekehrt über die bewusste Ankurbelung unserer Anziehungskraft auch die Freude über unser tägliches Dasein entfachen. Hierin bestehen also positive Wechselwirkungen. Und das Beste ist: Dies alles ist einfach umzusetzen und kostet keinen einzigen Euro.

Dass es diese Möglichkeit gibt, ist jedoch leider nur wenigen Menschen bewusst, und daher ist eine nachhaltig glückliche und gesunde zweite Lebenshälfte alles andere als selbstverständlich! Schaue dir dazu nur kurz an, welche Probleme das Älterwerden in Bezug auf die Vitalität und Attraktivität bei mehr als 90 Prozent der Menschen mit sich bringt:

Viele von ihnen fürchten schon im Alter von 35 Jahren, dass sie bald die Vorzüge ihres schönen Körpers verlieren und nicht mehr so begehrenswert wie einst sein werden. Viele schämen sich spätestens in den mittleren Vierzigern aufgrund von Gewichtszunahme oder altersbedingten Veränderungen für ihren Körper. Sie trauern um ihre ehemalige Blütezeit. Häufig funktioniert das Sexualleben nicht mehr, oder es ist langweilig und zur Routine geworden. Hinzu kommen Ängste, den Partner zu verlieren oder mit anderen potenziellen Liebhabern nicht mehr mithalten zu können. Auf der Karriereleiter sehen viele Mid-Ager den Nachwuchs an sich vorbeiziehen. Kein Wunder, sie selbst fühlen sich längst nicht mehr so belastbar. Ist möglicherweise deshalb bald

sogar der eigene Arbeitsplatz in Gefahr? Wo sind die einstige Begeisterung für die eigene Karriere und die Lust auf den beruflichen Aufbruch geblieben? Chronische Überforderung und ein mangelndes Vermögen, Stressresilienz aufzubauen, haben diese abgelöst.
Ab 50 nehmen bei vielen Menschen die Gedanken darüber zu, was vielleicht alles bald nicht mehr geht. Auch die Ängste vor Schmerzen, Erkrankungen, Demenz oder gar davor, einmal vollständig auf Pflege angewiesen zu sein, mehren sich. Überdeckt werden diese mehr oder weniger intensiven Befürchtungen dann durch häufig planlose oder unnütze Aktivitäten, die vor allem daraus resultieren, dass das persönliche Selbstwertgefühl wegen bereits eingetretener Umstände oder allein aufgrund der Vorstellung davon drastisch in die Tiefe gezogen wird. Häufig kommt es etwa aufgrund des brennenden Wunsches nach einer Gewichtsabnahme zu lediglich sporadischen oder auch übertriebenen sportlichen Aktivitäten. Fragwürdige Abnehmstrategien mit garantiertem Jojo-Effekt, jedoch ohne nachhaltige Ergebnisse legen nahe, dass zunächst einmal die persönliche Einstellung sowie destruktive Gewohnheiten korrigiert werden müssen.

Was ich hier beschreibe, ist wahrscheinlich für viele durchaus nachvollziehbar, da in typischer Weise menschlich. Das Ego dominiert zumeist unser Verhalten, und alles, was wir in der Außenwelt als erstrebenswert erachten, besitzen oder uns aneignen

– sei es Attraktivität, Sexualkraft oder materieller Besitz –, gibt ihm weitere Nahrung und fördert das Selbstwertgefühl. Jeglicher Verlust dieser Ideale bedeutet daher für den Betroffenen einen empfindlichen persönlichen Rückschlag.

Es ist wichtig, sich diesen Zusammenhang bewusst zu machen. Das Ego macht unsere Persönlichkeit aus. Es ist von daher nicht an sich negativ, jedoch ist sein Ausmaß in Relation zu unserer spirituellen Dimension entscheidend. Wenn wir diese Beziehung verstehen, können wir in Verbindung mit der dem Ego übergeordneten spirituellen Ebene des Seins – nämlich dem, was uns wirklich ausmacht – unsere Lebensfreude, Lust und Attraktivität auch mit zunehmendem Alter erhöhen. Es tritt dann mehr und mehr eine neue positive Energie in unser Leben. Wir fühlen diese immer intensiver und wissen instinktiv, dass sie es ist, die uns den eigentlichen Antrieb gibt und den wahren Reiz des Lebens ausmacht. Alles Negative wird weggeschmolzen, und der eigene Zauber beginnt, sich zu entfalten.

Wenn Menschen dem Älterwerden ausschließlich auf der Ebene des Egos, also ihrer Persönlichkeit – die insbesondere auch nach ihrem Aussehen bewertet wird –, entgegenwirken, verbessern sich häufig ihre Lebensumstände und auch ihre Attraktivität dennoch nicht. Im Gegenteil, die durchgeführten Maßnahmen wirken entweder unnatürlich oder zumindest nicht gerade »sexy«. Botox hat in der Medizin bekanntermaßen seine berechtigte Stellung. Jedoch schränkt es, im Übermaß angewendet, die so wichtige Kommunikation über den Gesichtsausdruck ein. Sicher hast du auch schon einmal einen Menschen gesehen, der es mit der Anwendung etwas übertrieben haben dürfte und sich nun schwertut, noch ein sympathisches Lächeln herüberzubringen. Manche können gar kaum noch eine Miene verziehen.

In den folgenden Kapiteln kommen wir auf die Wirkung des Gesichtsausdruckes und die Kommunikation über die äußere Form noch zu sprechen. Ich kann dir jetzt schon versichern:

Auf natürliche Weise attraktiv zu bleiben, ist einfach, und das richtige Vorgehen schenkt uns (Lebens-)Lust pur und ein wahrhaft wundervolles Älterwerden!

Du hältst hierfür eine effektive Anleitung in der Hand, die auf ursprünglichen, immer gültigen Weisheiten und den Erkenntnissen der geheimen Aufzeichnungen über Lust und Anziehungskraft aus unserer Erzählung beruht. Ihr Erfolg resultiert wesentlich aus der Arbeit mit der dem Ego übergeordneten, viel mächtigeren Ebene des Seins. Ergänzt habe ich dieses 6-Schritte-Programm um praktische Übungen, damit auch du schon bald eine erfreuliche Bilanz ziehen kannst und vielleicht sogar sagen wirst: »Ich werde nicht älter, sondern besser und täglich attraktiver.« Zudem kannst du durch die hier aufgezeigten Techniken selbst im hohen Alter klar im Kopf und »bei bestem Gedächtnis« bleiben. Außerdem wirst du natürlich vor Energie nur so übersprudeln und Sex-Appeal ausstrahlen können.

Willst du deinen Erfolg messbar machen und deinen aktuellen Anziehungsfaktor ermitteln, um ihn später mit deinem Ergebnis nach Umsetzung dieser Anleitung vergleichen zu können? Dann gehe, bevor du mit dem nächsten Kapitel fortfährst, zu Seite 134, und halte dein Resultat mit heutigem Datum fest. Anschließend lies hier weiter, es folgen nämlich gleich die ersten Tipps, die deinen persönlichen Anziehungsfaktor entscheidend steigern werden.

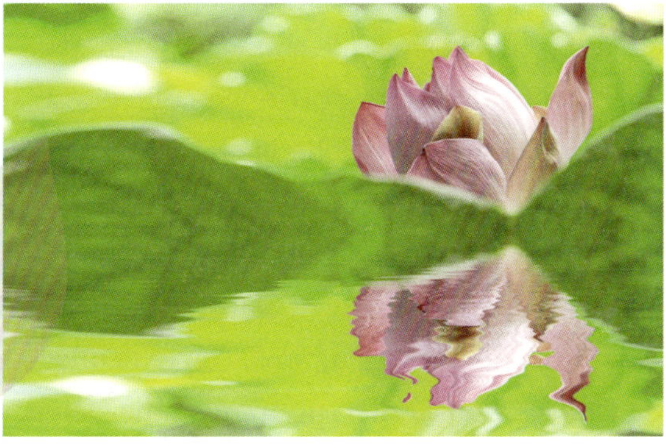

Was dich attraktiv und begehrenswert macht – und hält

Was macht eigentlich einen attraktiven Menschen aus? Wodurch wird er für uns in besonderer Weise anziehend?

Liebe Männer, überlegen wir dazu einmal kurz: Was ist unser weibliches Schönheitsideal? Wie sollte eine Frau aussehen und wie muss sie auf uns wirken, damit wir schon bei ihrem ersten Anblick merken, dass sich etwas in uns bewegt? Damit wir das prickelnde Verlangen verspüren, sie näher kennenzulernen, um im zweiten Schritt festzustellen, ob sich auch ihre Einstellung mit unserer deckt und sich etwas Größeres entwickeln könnte? Damit meine ich also mehr als nur die Absicht zu einem kleinen Abenteuer.

Die meisten Männer dürften nun sagen: »Eine Frau sollte neben tollem Aussehen eine schöne reine Haut haben, kurvig mit knackigem Po und schlank sein.« Schlank, aber bitte nicht knochig, korrekt? Gut! Die Proportionen sollten also stimmen. Nun stelle dir zusätzlich vor, welche Haarfarbe du bevorzugst, und du gerätst vielleicht gleich ins Träumen. Kommen zu den weiblichen Rundungen, langen Beinen und einer üppigen Haarpracht dann noch innere Vorzüge wie Selbstsicherheit, Warmherzigkeit und Charakterstärke hinzu, wird der Neandertaler in uns geweckt, der seit Jahrtausenden spontan auf die gleichen Attribute einer attraktiven Frau reagiert. Das Gesamtpaket sollte also idealerweise stimmen, denn die äußeren Reizen wirken auf uns Männer dann in entscheidender Weise, wenn auch innerliche Harmonie und eine angenehme positive Ausstrahlung herüberkommen.

Doch richten wir nun die Frage an das andere Geschlecht:

Liebe weibliche Leserinnen, was kennzeichnet für euch einen attraktiven Mann, bei dem in euch die Lust nach Mehr vielleicht gleich beim ersten Blickkontakt aufflammt? Gepflegt sollte er sicherlich aussehen und auch eine ordentliche Portion Intelligenz in sich tragen. Sind es zudem eher die kleinen Gesten statt großer Worte, oder doch das ausdrucksstarke Gesicht, sichtliche Männlichkeit inklusive breiter Schultern und coolem Dreitagebart, Zielorientiertheit, ja, vielleicht sogar Draufgängertum?
Welche männlichen Eigenschaften lassen dein Herz höherschlagen? Du willst sicherlich keinen energielosen Softie oder chronischen Ja-Sager, sondern lieber einen tollen, charismatischen Typen, der mit seiner faszinierenden Erscheinung und seinen verrückten Ideen sofort deine sinnlichen Gefühle in Wallung bringt, korrekt? Überlege kurz, was dich bei einem Mann anzieht.

Nun, egal, was dein Schönheitsideal ausmacht, es ist offensichtlich, dass einige dieser äußerlichen Attribute für Anziehungskraft vergänglich sind, wie etwa die reine, glatte Haut. Andere aber werden irgendwann einfach vernachlässigt, wie zum Beispiel der schlanke und sportliche Körper, oder aber sie verdrehen sich gar ins Gegenteil, etwa vom Waschbrettbauch hin zum Waschbärbauch. Fallen dann auch noch innere Attribute weg wie Selbstständigkeit, Kreativität oder die Unternehmungslust an sich, schwindet das ehemalige Ideal des Partners schnell dahin, und viele Menschen orientieren sich neu.

Kommen wir zur guten Nachricht: All dies lässt sich vermeiden, denn bei aktiver Umsetzung kann die folgende Anleitung helfen, die ursprüngliche Zuneigung, das einstige Knistern und somit lebenslange Partnerschaften zu erhalten, oder aber man bricht auf, orientiert sich neu, mit frischer unwiderstehlicher Ausstrahlung.

Wir müssen uns also nicht einfach mit der Vergänglichkeit jugendlicher Eigenschaften oder unseres Sex-Appeals abfinden, denn es ist ja schließlich möglich, sich gewisse Merkmale der Jugend wieder anzueignen oder einfach Anzeichen des Abbaus zu eliminieren wie etwa eine negative Einstellung zum Älterwerden, indem wir diese in ein positives Mindset transformieren. Bereits diese eine, vielleicht banal erscheinende Empfehlung ist – wenn sie in die Praxis umgesetzt wird – sehr wirkungsvoll. Mit einem positiven Mindset wirst du den Aufbruch in deine neue Blütezeit erleben, während gleichaltrige Mitmenschen mit dem Älterwerden hadern und nachlassen. Doch diese Empfehlung gehört aus

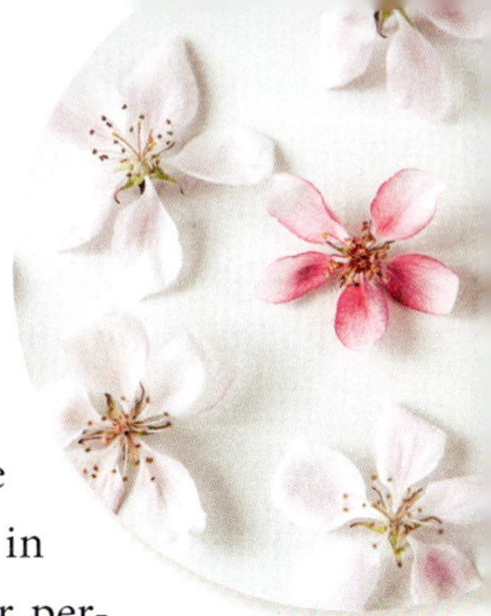

meiner Sicht lediglich zu einem unverzichtbaren Basiswissen, wie es vielleicht auch in anderen Anti-Aging-Ratgebern aufgezeigt wird.
Ich nehme an, du willst über konventionelle Praktiken hinaus möglichst lange den Zauber in dir bewahren. Du willst die volle Pracht deiner persönlichen Blüte ab sofort oder wieder entfalten und erhalten, wie eine wunderbare Orchidee, die das Auge ihrer Betrachter permanent erfreut. Wie wäre es also, die Begleiterscheinungen des Abbaus nicht nur einzudämmen, sondern tatsächlich mit jedem Jahr immer attraktiver zu werden? Ja, dies ist tatsächlich möglich, denn mit dem Rüstzeug, das ich dir in dieser Anleitung vermittele, wirst du mit zunehmender Übung immer effektiver für dich arbeiten.
Jedoch ist für unser Vorhaben ein neuer Ansatz gefragt, mit dem du dich von den allermeisten Menschen und selbst den wenigen, die das konventionelle Basiswissen nutzen, abhebst und deine Verführungskünste dein Leben lang verbessern und bewahren kannst. Du erhältst in Ergänzung zu Mengs Ansatz natürlich auch zusammengefasst dieses notwendige Basiswissen sowie ein paar nützliche »traditionelle« Anregungen, unter anderem lassen wir später noch den Flirtexperten Jeff zu Wort kommen. Du wirst hier jedoch einen grundsätzlich neuen Ansatz kennenlernen, der universell einsetzbar ist und der dir in vielen Situationen helfen wird.

Bevor wir hierzu mit dem 6-Schritte-Programm beginnen, das deine Handlungen und deine Anziehungskraft über die Kommunikation auf der höheren Ebene des Seins nahezu unwiderstehlich machen wird, möchte ich dir ein paar allgemeine Anregungen, das Basiswissen, an die Hand geben. Mit diesem kannst du ab sofort deine persönliche Attraktivität in jedem Alter und auch deine Flirterfolge wirksam steigern.

Die Anregungen sind ganz leicht umsetzbar. Du ersetzt mit ihnen einfach bewusst eine bereits verloren gegangene Eigenschaft wie etwa die makellos glatte Gesichtshaut durch ein neues Attribut, das deine Anziehungskraft steigert, etwa ein gewinnendes, von einem liebevollen Gefühl getragenes Lächeln. Dieses sollte natürlich nicht aufgesetzt wirken, sondern von ehrlicher, emotionaler Art sein. Hierbei kultivierst du nämlich in dir die Einstellung: »Mein Lächeln macht andere Menschen glücklich.« Wie du dies umsetzen und in der Praxis auch das real empfundene Gefühl steigern kannst, erfährst du, wenn wir zu den Affirmationen kommen. Stelle dann selbst fest, wie positiv ein Lächeln auf andere Menschen wirkt.
Oder noch besser: Du ersetzt nicht nur eine Eigenschaft durch eine andere, sondern ergänzt diese gleich um eine weitere neue Fähigkeit, die dich in deinem Bestreben nach mehr Anziehungskraft direkt emporträgt.

Michaela beispielsweise wollte ihre inzwischen faltig gewordene Gesichtshaut kompensieren. Obwohl sie bisher eher schüchtern war, hatte sie nun im obigen Sinne richtig zu lächeln gelernt und sich zudem eine tolle Figur erarbeitet und wirkte begehrenswert wie nie zuvor.
Vor nicht allzu langer Zeit hielt ich selbst mit einer Frau, die deutlich über 60 Jahre alt war, in einem Schweizer Supermarkt einen Small Talk an der Kasse. Sie verkörperte offensichtlich dieselben Eigenschaften wie Michaela und hatte eine unglaubliche Ausstrahlung und Anziehungskraft.

Versuche nun, möglichst nach Gefühl herauszufinden, welche Anregungen aus der folgenden Auflistung du für dich übernehmen möchtest, und baue sie gezielt und zunehmend in deinen Alltag ein. Sie ergänzen das hier aufgezeigte Programm wirkungsvoll.

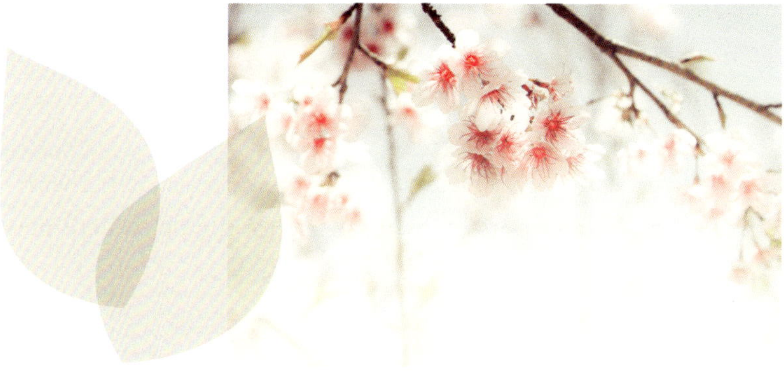

Basierend auf persönlichen Erfahrungen und auch den Erfolgen meiner Seminarteilnehmer und Leser habe ich für dich folgende Empfehlungen:

- Werde zum Sympathieträger: Lächle selbst fremde Personen, die dir mit offenem Blick begegnen, herzlich an. Sage ihnen innerlich »Ich liebe dich«, und versuche im selben Moment, ihr augenblickliches Bedürfnis zu erspüren. So gelingt es dir immer besser, ihnen ein Gefühl der Sympathie zu vermitteln und im Gegenzug Zuneigung zu erhalten.
- Wenn du auf Partnersuche bist, weißt du wahrscheinlich, dass der erste Eindruck besonders zählt. Beginne dein Date mit einem Lächeln und der inneren Einstellung von Michaela: »Mein Lächeln macht dich glücklich.«
- Du kannst natürlich auch noch weitergehen und dir sogar vorstellen, dass dein Lächeln das Herz anderer Menschen schmelzen lässt. Dies wird deine Ausstrahlung nochmals steigern.
- *Bist du als Mann auf Flirtkurs, dann merke dir:* Vermeide nüchterne Themen und ausgelutschte Anmachfloskeln. Frauen sind viel emotionaler veranlagt und sprechen wesentlich stärker als Männer auf Gefühle an. Lasse sie ein Urlaubserlebnis schildern, oder erzähle von Nachwuchs in deinem Freundeskreis. Diese Themen berühren Frauen insbesondere und gefallen auch uns Männern. Sei sinnlich, einfühlsam und auch etwas geheimnisvoll, aber behalte dennoch die Führungsrolle in der Kommunikation.

- *Bist du als Frau auf Flirtkurs, dann nimm dir vielleicht folgenden Hinweis zu Herzen:* Wir Männer versuchen meistens, erst einmal logisch an Dinge heranzugehen und mit dem Verstand zu verstehen, was um uns herum und mit uns geschieht. Sprich uns daher zwischendurch bewusst auf ein eher sachliches Thema an, wenn du uns ohnehin schon mit deiner Selbstsicherheit, Ausstrahlung und deinem tollen Körper innerlich auf Touren gebracht hast. Das macht dich noch interessanter, weckt unseren Ehrgeiz und regt unser Kämpferherz an.
- Gehe stets mit aufrechter Haltung und erhobenem Kopf durchs Leben. Stelle dir dazu möglichst oft eine Verbindung zwischen dem Scheitelpunkt deines Kopfes (Sitz des Kronenchakras) und dem Himmel vor. Nimm auf diese Weise über dein Kronenchakra die universelle Energie auf, versuche, die göttliche Liebe zu spüren und wie sie dich selbst durchflutet. Du lernst im Laufe dieser Anleitung, wie du dies immer besser umsetzen kannst.
- Lerne, Menschen generell ganzheitlich, in ihrer gesamten körperlichen Form, wahrzunehmen, und versuche, sie über ihren Gesichtsausdruck hinaus zu »lesen« und zu erfassen, was sie bewegt. Du wirst in einem späteren Kapitel erfahren, wie du über deine Empathie und intuitive Kraft ihr ganzes Sein bewusst wahrnehmen und für deine Kommunikation mit ihnen nutzen kannst – natürlich zu eurem beidseitigen Nutzen und eurer beider Freude.
- Zeige stets Stil und Entschlossenheit in deiner Art, dich zu bewegen, und ebenso in deiner Mimik und Gestik.

- Vertusche die Spuren des Älterwerdens nicht.
- Löse jegliche negativen Glaubenssätze auf, die du noch in dir trägst, indem du diese identifizierst, niederschreibst und sie in ihr Gegenteil umformulierst. Diese neuen Glaubenssätze sind dann deine Affirmationen, die du dir im Geiste regelmäßig vorsagst, bis sie zu deiner neuen Einstellung geworden sind.
- Richte dich vollkommen auf jugendliche Attraktivität aus, und zwar in einer Weise, in der du dich durch dein inneres Feuer immer wieder begeisterst und deine Daseinslust wie einst zu deiner Blütezeit auslebst. Du bist mit über 40 der Mensch, der du zu sein »wagst«, und viele Menschen werden von dir inspiriert werden.
- Löse unnötige Ängste und Sorgen auf, denn diese bescheren dir nur vorzeitige Falten. Arbeite hierfür zunehmend mit spirituellen Methoden und energetischen Übungen. Der Grad deiner Lebensenergie bestimmt in hohem Maße auch deine Anziehungskraft.
- Akzeptiere die Veränderung, und nutze in jedem Lebensabschnitt deine individuellen Möglichkeiten. Zeige hierfür Neugierde und Begeisterung. Entdecke deine persönlichen Kraftquellen, und verlasse immer wieder einmal deine Komfortzone, um neues Terrain zu erkunden. Merke: Ein außergewöhnliches Leben – auch in der zweiten Lebenshälfte – beginnt meistens außerhalb der Komfortzone.
- Lebe authentisch deinen eigenen Lebensplan, und entwickle dich gemäß diesem permanent weiter. Sei du selbst.

Trage deinen persönlichen Spirit in die Welt, und hinterlasse Fußspuren, die deinen Nachkommen dienlich sind. Das kannst du beispielsweise über künstlerische Werke tun.

- Knüpfe qualitativ hochwertige Kontakte – insbesondere auch in den sozialen Netzwerken. Trenne dich von jenen, die dir Energie rauben oder die du intuitiv nicht mehr in deinem Kreise haben willst.
- Höre nie auf zu wachsen, und zwar auf physischer, geistiger und seelischer Ebene. Bleibe neugierig wie ein Kind, und suche immer wieder Herausforderungen.
- Entwickle deinen Körper und damit besondere Fähigkeiten. Lerne z. B. (wieder) zu tanzen. Wie wäre es z. B. mit einer Anmeldung zum nächsten Salsa-Kurs in deiner Umgebung?
- Mache dir klar: Dein chronologisches Alter gemäß deiner Geburtsurkunde ist unerheblich für die Qualität deines Lebens und den Spaß, den du haben kannst.
- Gib deinem Leben mehr Jahre, aber auch den Jahren mehr Leben.

Und das Wichtigste: Allein der Besitz dieses Buches macht nicht attraktiv und sexy. Du musst deine neuen Erkenntnisse möglichst oft nutzen. Diese werden dir dann effektiv helfen, deine persönliche Schöpferkraft zu entfalten und dich in jedem Alter begehrenswert zu halten. Du solltest also immer mehr von diesem Wissen in deinen Alltag integrieren und deine neuen Fähigkeiten anwenden.

Die Chancen der zweiten Lebenshälfte

Nun lernst du einen neuartigen Ansatz für jugendliche Ausstrahlung und Sex-Appeal in jedem Alter kennen, der es dir ermöglicht, deine Jugendlichkeit ein Leben lang zu bewahren. In diesem Zusammenhang möchte ich dich auch mit einem Lebensgesetz vertraut machen, das grundsätzlich und insbesondere bei der Umsetzung dieser Methode von höchster Bedeutung ist.
Vielleicht hast du schon einmal etwas von diesem Prinzip gehört oder gelesen. Wenn du es dir vergegenwärtigst und aktiv anzuwenden beginnst, kann es dein Leben innerhalb kürzester Zeit komplett in die von dir gewünschte Richtung transformieren.
Wenn du noch vor Beginn deiner zweiten Lebenshälfte stehst, also vielleicht noch jünger als 40 bist, umso besser. Dann kannst du dich frühzeitig auf den wunderbaren Verlauf deiner beruflichen Entwicklung oder vielleicht noch frischen Ehe ausrichten. Befindest du dich bereits mittendrin, wird dir dieses Lebensgesetz umso mehr helfen, deine Chancen voll zu entdecken und zu ergreifen.

Worum handelt es sich?

Mache dir bewusst, was um dich herum so alles geschieht. Stelle dich vielleicht einmal an einen belebten Platz in deiner Heimatstadt, und beobachte konzentriert. Was nimmst du wahr? Du siehst zahlreiche Menschen, die an dir vorbeilaufen, manche von ihnen bleiben stehen und unterhalten sich, eine Frau führt ihr Kind an der Hand, ein Taxifahrer hupt, generell fahren viele Autos auf der nahegelegenen Straße vorbei, und Reklameschilder an den Geschäften verlocken zum Hineingehen. Es herrscht viel Verkehr um dich herum, und eine riesige Menge an Eindrücken prasselt auf dich ein. Aber hast du auch die Taube bemerkt, die sich nur wenige Meter von dir entfernt vom Boden erhoben hat? Nun, du wirst rasch feststellen: Selbst wenn du dich noch so sehr konzentrierst, du nimmst nur einen kleinen Bruchteil dessen wahr, was um dich herum geschieht. Was schätzt du, wie viel Prozent sind das? Es sind tatsächlich nur zwei Prozent. Ja, wir nehmen in jedem Augenblick unglaublich viele Informationen auf, aber nur zwei Prozent der Informationen, die unsere Wirklichkeit ausmachen, gelangen in unser Bewusstsein. Und das ist gut so, denn wir haben einen natürlichen Schutzmechanismus in uns, der verhindert, dass wir zu viele oder für uns unbedeutende Vorgänge wahrnehmen. Diese würden uns ansonsten überfordern oder uns aufgrund unserer ständigen Konzentration auf sie gar verrückt machen. Stelle dir bloß einmal vor, du würdest zu dem mehr oder weniger großen Trubel in der Außenwelt auch noch mitbekommen, wie das Blut durch deine Adern rauscht oder was in deinem Körper alles während der Verdauung deiner letzten Mahlzeit passiert.

Jetzt stellt sich natürlich sofort die Frage, wodurch die zwei Prozent, die wir wahrnehmen, man spricht auch von »selektiver Wahrnehmung«, maßgeblich bestimmt werden.

Und nun wird es sehr spannend: Das, was du wahrnimmst, und ich meine hier alles, was nicht von unserem natürlichen Schutzmechanismus ausgeblendet wird, steht unmittelbar im Zusammenhang mit dem, was du unbewusst als wichtig erachtest. Auf das Beispiel mit der Straße bezogen, sind das vor allem vorbeilaufende Fußgänger und fahrende Autos, denn dein Unterbewusstsein erachtet diese als wichtig und sagt dir: »Pass auf, dass du weder mit Personen noch mit Fahrzeugen kollidierst.« Im bewussten Bereich spielen deine Erfahrungen, Erwartungen, Einstellungen und Interessen die entscheidende Rolle. Anders gesagt: Durch all die Gedanken und Dinge, mit denen du dich aktiv beschäftigst, beeinflusst und generierst du einen persönlichen Filter in deinem Unterbewusstsein. Dieser bestimmt wiederum, welche zwei Prozent deiner Umgebung du wahrnimmst. Wenn es negative Gedanken und Dinge sind, richtest du dich auf entsprechende negative Resultate in deiner Wahrnehmung aus, wenn es positive sind, wirst du positive Erlebnisse kreieren.
Ist das nicht fantastisch? Du schaffst dir also auf diese Weise in jedem Moment selbst deine Realität und bestimmst, ob und wie rasch sich deine Wünsche und Ziele erfüllen.

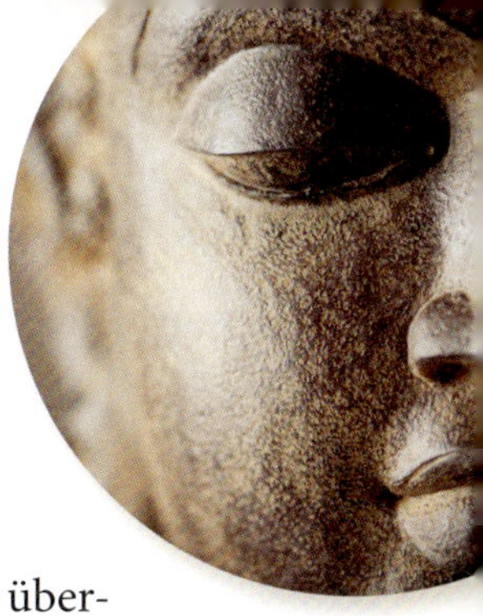

Ergibt es vor diesem Hintergrund nicht Sinn, dafür zu sorgen, dass nur die für dich richtigen zwei Prozent, die den Filter in dir speisen, in dein Bewusstsein gelangen?

Dazu solltest du einmal tief in dich gehen und dir überlegen und notieren, was du dir aus tiefstem Herzen wünschst. Indem du dich täglich mit deiner Niederschrift beschäftigst, kultivierst du das entsprechende Gedankengut und lässt nach Möglichkeit nichts mehr in deine Wahrnehmung, was gegenüber deinen wahren Bedürfnissen kontraproduktiv wäre. Dein Filter ist dann optimal ausgerichtet. Dadurch und in Verbindung mit dem hier aufgezeigten energetischen Ansatz wirst du noch besser intuitive Impulse wahrnehmen, deine Chancen entdecken und ergreifen.

Du hältst den Schlüssel für ein faszinierendes Leben auch in deiner zweiten Lebenshälfte in der Hand. Mein Anliegen ist es jedoch nicht, dir nur diesen Schlüssel an die Hand zu geben. Nein, du sollst ihn ebenso, wie ich es getan habe, benutzen und dir die Tür öffnen. Dann trittst du in eine neue Wirklichkeit ein, die von unendlicher Lebenslust, Schönheit und Liebe geprägt ist.
Daher möchte ich dir gleich einen ersten Handlungsanstoß geben und bitte dich, dir jetzt rasch dein persönliches Hauptziel,

das du mithilfe dieses Buches verwirklichen möchtest, zu notieren sowie eine konkrete Aktivität zu definieren. Diese Aktivität kann ruhig noch allgemeiner Art sein, wie zum Beispiel: »Maßnahmen für einen schlankeren Körper definieren.« Wichtig ist, dass du im Anschluss möglichst früh mit konkreten Schritten loslegst und Freude dabei verspürst, dich zu entwickeln.

Notiere also:

Ich möchte mit diesem Buch erreichen, dass

Wenn ich dieses Buch fertig gelesen habe, werde ich

Prima, der erste Schritt ist getan! Merke also, dieses Buch möchte von dir gelesen und gelebt werden. Wenn du es nur liest und interessant findest, aber nicht mit ihm arbeitest, kannst du dein Ziel nicht erreichen. Du fasst dann wie mehr als 95 Prozent aller Menschen gute Vorsätze, die sich nach einer vielleicht interessanten Lektüre schon bald wieder in Schall und Rauch auflösen. Fühle in die hier aufgezeigten Grundsätze hinein, und mache dir bewusst, welches Potenzial und wie viel Spaß du mit ihnen in deinem Leben freisetzen kannst. Du erhöhst deine persönliche Attraktivität bereits dadurch, dass du in die Liga der Menschen aufsteigst, die es besser machen, so wie Jens, der das nun folgende Programm vollumfänglich in sein Leben integriert hat.

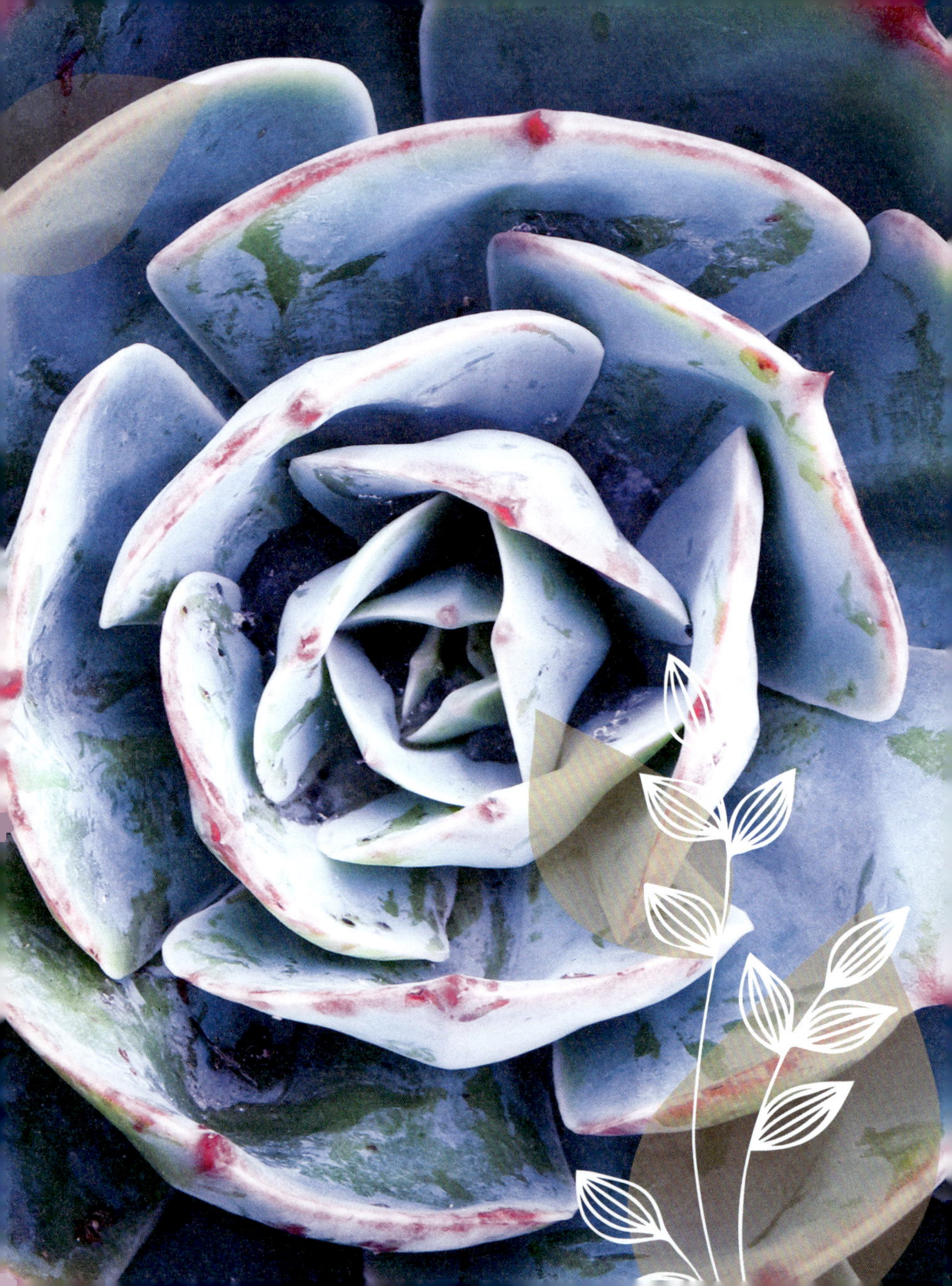

Das 6-Schritte-Programm für Ausstrahlung und ewige Jugend

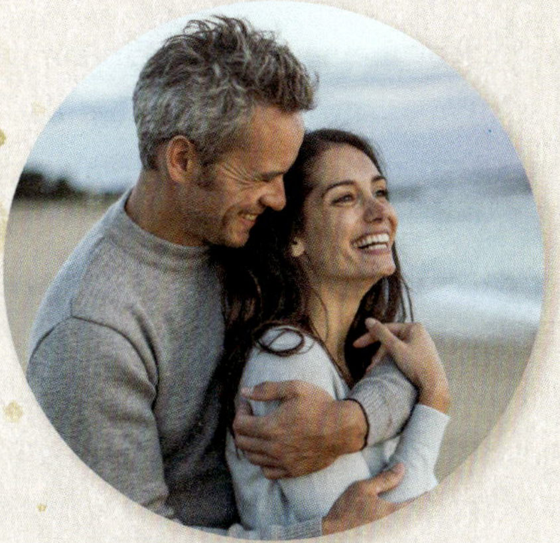

Jens ist 45 Jahre alt und gelernter Heizungsbauer. Er betreibt erfolgreich eine eigene Firma und beweist als Geschäftsmann viel Geschick. Daneben führt er ein sehr aktives Liebesleben, wenngleich bisher keine seiner Beziehungen länger als zwei Jahre gehalten hat. Wie er selbst sagt, ist er noch nicht »reif« für eine feste, langfristige Partnerschaft. Seine Freunde meinen jedoch, er genieße einfach in vollen Zügen seine unglaublich hohe Anziehungskraft auf Frauen und wolle sich daher noch nicht binden. Tatsächlich gilt er beim weiblichen Geschlecht als der heiß begehrte Schwarm.

Nun möchte man vielleicht meinen: Kein Wunder, Jens ist sicherlich ein gut aussehender, großer und schlanker, sichtbar, aber nicht übermäßig durchtrainierter Fitness-Fan, schlagfertig, im besten Alter, mit Dreitagebart und coolem Look, schwarzem Lamborghini und einem ansehnlichen finanziellen Vermögen. Ja, Letzteres ist sicherlich gegeben. Was die anderen Punkte betrifft, muss man allerdings sagen, dass Jens bereits mit Mitte 30 unter verstärktem Haarausfall litt, heute Glatze trägt und sicherlich für seine Größe von 1,80 Meter zehn Kilogramm zu viel auf die Waage bringt. Zudem hat er eine kleine Höckernase. Jens entspricht also beileibe nicht dem vorhin beschriebenen Schönheitsideal vieler Frauen.

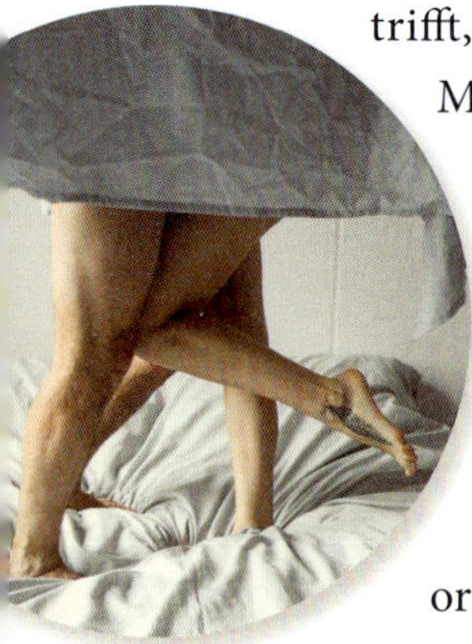

Was, denkst du, ist das Geheimnis seiner außerordentlich hohen Anziehungskraft?

Dieses wird deutlich, sobald wir verstehen, was höhere Kommunikation bedeutet. Mit höherer Kommunikation ist nicht etwa eine wirkungsvollere Form der verbalen Verständigung mittels Sprache gemeint, sondern die einst natürliche Kommunikationsform über unsere Intuition. Die Nutzung dieser Form der Kommunikation steht noch ganz am Beginn, aber immer mehr Menschen entdecken sie und lernen die unglaublichen Vorteile kennen, die die zielgerichtete Anwendung ihrer intuitiven Kräfte in unserer Verständigung bietet.

Ich will dir beschreiben, wie Jens diese ursprüngliche Intelligenz, der wir uns lediglich wieder öffnen müssen, in seinem Sinne nutzt. Er wendet dabei das hier beschriebene 6-Schritte-Programm an: Jens hat verstanden, dass jede Art der Kommunikation eine bestimmte energetische Qualität hat. Ja, Worte sind Energie, aber auch nonverbale Kommunikation wie die Verständigung über die Intuition ist dadurch gekennzeichnet. Wenn man einem faszinierenden Menschen begegnet, egal, ob man von seiner Persönlichkeit begeistert ist oder sich von ihm sexuell angezogen fühlt, spürt man diese spezielle Energie. In positiven Situationen fühlt sie sich gut an, in negativen schlecht. Wenn man positiv berührt wird, kann sich die Energie in Form von subtilen Empfindungen über das Kribbeln im Bauch bis hin zu ausgeprägten Glücksgefühlen bemerkbar machen.

Da alle Lebewesen, alle Geschehnisse und Erscheinungen in unserer Welt energetisch miteinander verbunden sind, kann man die Anziehungskraft gleicher Energien bzw. Schwingungen nutzen. Dieses Gesetz der Anziehung wird auch als das Resonanzprinzip bezeichnet. Im Fall von Jens bedeutet dies: Er ist nach Aneignung und Nutzung des Wissens um die Vorteile der höheren Kommunikation längst über die traditionelle Vorgehensweise bei der Partnersuche hinausgewachsen. Flotte Sprüche können zwar helfen, die Erfolgsquote zu erhöhen, und man kann sie von Fall zu Fall zusätzlich einbringen, aber es gibt einen intelligenteren Weg, der noch mehr Erfolg verspricht. Bei diesem hat sich Jens zunächst im Detail klargemacht, was er sich aus tiefstem Herzen wünscht und was er anstrebt. Er kennt das zuvor aufgezeigte Prinzip der Zwei-Prozent-Wahrnehmung und hat dadurch den Filter in seinem Unterbewusstsein auf die Dinge und Umstände ausgerichtet, die er erfassen und in sein Leben ziehen möchte. Ein wichtiger Lebensbereich sind für Jens seine Liebesbeziehungen sowie sexuelle Erfüllung. Er hat seine diesbezüglichen Wünsche visualisiert und detailliert niedergeschrieben, sodass sie ihm ein eindeutiges Bild und ganz spezifisches, von hoher Energie getragenes Gefühl vermitteln. Er hat zusätzlich auch ein paar starke, an dieses Bild angelehnte Affirmationen definiert, eine davon lautet: »Ich bin ein Magnet der Liebe und voller sexueller Erfüllung.« Diese Affirmation wiederholt er mehrmals täglich, wenn nötig leise, ansonsten nach Möglichkeit laut. Er versucht dabei, immer wieder das Gefühl, das sich einstellen wird, wenn er sein Ziel erreicht hat, in diese Vorstellung hineinzugeben, was ihn natürlich beflügelt und bestärkt. Inzwischen ist Jens so weit, dass er, sobald er an dieses Bild oder auch nur die Affirmationen denkt, ein zunehmendes Kribbeln in seinen Handflächen fühlt, den Bereichen unseres Körpers, an denen wir am schnellsten erhöhten Energiefluss wahrnehmen können.

Im zweiten Schritt hat sich Jens mittels einer spirituellen Technik seiner intuitiven Kraft geöffnet. Den direkten Zugang, den er als Kleinkind noch zu ihr hatte, verlor er, geprägt durch die Konditionierungen seiner Umwelt und die Ausbildung seines Selbstbildes während des Erziehungsprozesses, wie fast alle Menschen bereits im frühen Alter. Nun ist sein Kanal wieder bereit, seine höchste Intelligenz zu nutzen. Wann immer er sich mit dieser verbindet, fühlt er sofort deutlich die dem Verstandesdenken übergeordnete und vom ständigen Gedankenfluss befreite Ebene des Seins und genießt die damit verbundene Freude.
Manchmal stellt er sich in diesem Zustand seinen Wunsch und dessen Erfüllung kurz vor, ohne jedoch darüber nachzudenken, und erhält noch während dieser Praxis oder innerhalb der folgenden Tage verstärkt Impulse oder Ideen zu seiner Verwirklichung.

Im dritten Schritt und nach etwas Praxis im Umgang mit seinen intuitiven Kräften ist Jens klar geworden, dass er nicht nur Impulse empfangen, sondern sie sogar selbst senden kann. Seitdem nutzt er diese Eigenschaft des intuitiven Kanals und versieht seine »Sendungen« exakt mit der spezifischen energetischen Qualität, die ihn seinem Ziel näherbringt: sexuelle Attraktivität.

Diese Fähigkeit wird auch »telepathische Kommunikation« genannt und in ihrem Erfolg vom Bewusstsein des Senders und der Intensität und Qualität der ausgesandten Energie bestimmt. Jens versteht dies immer mehr, gewinnt Vertrauen und weiß, dass seine telepathischen Sendungen zunehmend treffsicher ankommen. Genau jene Frauen, die ihrem eigenen Bedürfnis nach seiner Vorstellung und energetischen Frequenz entsprechen, werden ihm vom Leben geliefert. Es gibt bezüglich der Kontaktaufnahme und der jeweiligen Absichten somit keinen Misserfolg mehr, und beide Partner erfahren ein erfüllendes Erlebnis.

In seinen intuitiven Sitzungen wird Jens zunehmend zum Schöpfer seiner Umstände und erhält häufig unmittelbar Eingebungen und Antworten auf seine Fragen in Beziehungen, aber auch in anderen Lebensbereichen. Er versucht daher, auch außerhalb der Sitzungen immer auf Empfang zu bleiben und, wo dies zielführend ist, aktiv auf Sendung zu gehen.

Diese zunehmenden, der Resonanz seiner Sendungen entsprechenden intuitiven Einfälle und Reaktionen äußern sich bei Jens durch eindeutige Handlungsimpulse, Schlagfertigkeit oder generell Begegnungen mit Menschen, die genau auf seiner Wellenlänge sind und seiner Wunschvorstellung entsprechen. Im zwischenmenschlichen Bereich verspürt er eine starke Empathie, in neuen Partnerschaften schon beim Kennenlernen ein tief greifendes Gefühl der Zuneigung und des Verlangens, was die Bekanntschaft, wie von magischer Hand geführt, zu einer Liebesbeziehung werden lässt. Generell merkt er zudem, dass er selbst viel liebevoller geworden ist und anderen Menschen grundsätzlich mit einem Gefühl der Sympathie begegnet. Dieses wird häufig erwidert, etwa wenn ihn auf einmal fremde Menschen in Situationen grüßen oder mittels eines kurzen Wortwechsels Kontakt aufnehmen, die früher wortlos an ihm vorbeigegangen wären. Sie spüren seine positive Energie und fühlen sich ermuntert, darauf zu reagieren oder sich mittels Kommunikation mit ihr zu verbinden.

Jens stellt fest, dass sich seine Wahrnehmung und seine Fähigkeit zur nonverbalen Kommunikation immens verbessert haben. So fallen ihm bei der Begegnung mit neuen Menschen nicht nur deren Aussehen und Gesichtsausdruck auf, sondern auch, wie sie über ihre Bewegung, Mimik und Gestik mit ihm kommunizieren. Ja, er hat das Gefühl, schon in den ersten Minuten sehr viel über sie zu erfahren und ihre Bedürfnisse selbst zu fühlen, und versteht, dass wir nicht nur über die Sprache, sondern auch über äußere Formen wie etwa unseren Körper miteinander kommunizieren. Diese Erkenntnis nutzt er in seinem Sinne und baut einige

der eingangs beschriebenen Basis-Tipps bewusst in seine Kommunikation ein.
Jens weiß auch, dass kreative Menschen häufig als besonders attraktiv, ja, sogar sexy angesehen werden. Daher nutzt er seine durch die vielen intuitiven Impulse gesteigerte Kreativität nicht nur in Sachen Liebe, sondern auch, um sein Leben generell interessant zu gestalten. Er denkt zudem in keiner Weise negativ über das Älterwerden, sondern viel mehr an all die vor ihm liegenden faszinierenden Möglichkeiten, die das Älterwerden ihm bietet.
Schließlich hat sich Jens ein paar Übungen aus dieser Anleitung angeeignet, mit denen er gezielt seine Lebensenergie steigert, und schöpft regelmäßig aus dieser Quelle für Gesundheit und sexuelle Leistungskraft. Seine Leidenschaft und jugendliche Ausstrahlung sind trotz seiner äußeren Makel maßgeblich durch sein hohes energetisches Niveau begründet, seine außerordentliche Anziehungskraft durch das Potenzial der höheren Kommunikation.

Nun kennst du Jens' Erfolgsgeheimnis und kannst dies in Kürze auch selbst umsetzen. Lasse uns jetzt mit den einzelnen Schritten beginnen:

Schritt 1: Richte dich energetisch auf dein Verlangen aus

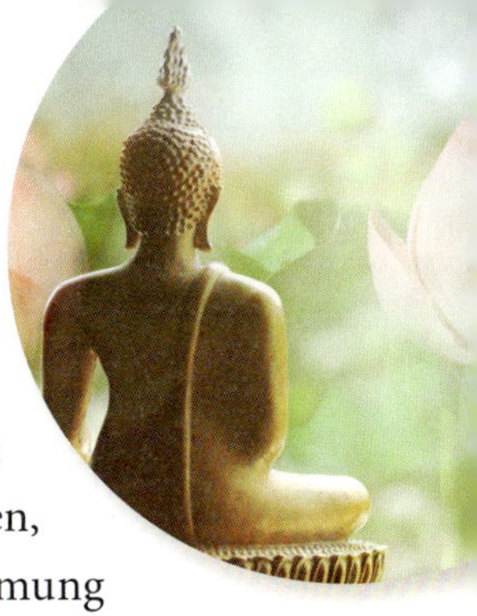

Für dich ist es nun im ersten Schritt wichtig, den Filter deines Unterbewusstseins so einzustellen, dass du dir in den zwei Prozent deiner Wahrnehmung eine Realität schaffst, die deinem tiefen Verlangen und deinen grundlegenden Bedürfnissen gerecht wird.

Dafür ist es notwendig, dass du dir jetzt gleich bewusst machst, was dich tief in deinem Herzen bewegt. Ist es nur das Bedürfnis, jugendlich, attraktiv und sexy zu sein und zu bleiben? Wohl kaum, oder? Wir denken ja nicht nur immer an das Älterwerden oder »die schönste Sache der Welt«.

Wir wünschen uns natürlich auch Dinge wie Gesundheit, beruflichen Erfolg, die Vervollkommnung einer künstlerischen Fähigkeit oder die Weiterentwicklung unserer Persönlichkeit. Es sind also die grundlegenden Bedürfnisse anderer Lebensbereiche, deren Befriedigung außerdem notwendig oder wichtig für uns ist.

Ich empfehle dir daher, gleich einmal einen Schreibblock oder vielleicht dein Tablet zur Hand zu nehmen. Nun gönne dir 60 Minuten für dich selbst, und verschiebe etwaige Termine auf später oder noch besser gleich auf morgen. Es gibt im Moment nichts Wichtigeres, denn es geht in der nächsten Stunde um dein eigenes weiteres Leben und wie du daraus tief greifende Erfüllung erfahren und deine Realität erschaffen kannst.

Notiere dafür jetzt frei heraus, was dir neben deiner Attraktivität wichtig ist. Stelle dir dafür einmal vor, dein ideales Leben fände an einem einzigen Tag statt. Wie möchtest du diesen Tag optimal verbringen? Beschreibe ihn ab dem frühen Morgen. Mit wem möchtest du wo aufwachen? Möchtest du vielleicht deine durch diese Anleitung neu gewonnene Kreativität gleich nach dem Aufwachen für das Liebesspiel nutzen, deinem Partner Zärtlichkeit schenken und ihn verwöhnen? Beschreibe deine Handlungen und das, was dir dabei wichtig ist, möglichst detailliert. Wie soll deine berufliche Tätigkeit an diesem Tag aussehen, wie deine Aufgaben, welche Erlebnisse wünschst du dir? Wie möchtest du deinen Nachmittag und Feierabend gestalten? Mit Sport oder einem speziellen Work-out? Was ist deine Leidenschaft? Packe alles, was dir Freude bereitet und du tun möchtest, in diesen Tag. Auf diese Weise bist du gezwungen, dich zu fokussieren, denn dein Tag ist auf 24 Stunden – abzüglich deiner benötigten Schlafzeit von sechs bis acht Stunden – beschränkt. Dadurch gelingt es dir, dich auf das zu beschränken, was du aus tiefstem Herzen umsetzen möchtest. Wichtig ist jedoch, dass du dies mit Leidenschaft, viel Gefühl und den entsprechenden Worten beschreibst.

Nun liegt eine erste Niederschrift vor dir, und du stellst vielleicht fest, dass es einen Schwerpunkt in deinen Bedürfnissen gibt. Da du dieses Buch liest, dürften es wohl die Freude an deiner Attraktivität und die Lust auf die Liebe sein. Hierauf wirst du jetzt gleich den Schwerpunkt deiner Wahrnehmung richten, ohne jedoch die anderen Bedürfnisse zu vernachlässigen. Wie kannst du hierbei vorgehen?

Wir wollen mit Affirmationen und einem Bild arbeiten. Klar, du hast ein Hauptziel, möchtest ja aber, dass sich dein beschriebener optimaler Tag in deinem Bewusstsein materialisiert und für dich daraus eine erfreuliche Zukunft erwächst. Vor diesem Hintergrund beschreibst du nun zunächst in wenigen, aber kraftvollen, kurz und positiv formulierten Aussagen deine allgemeinen Bedürfnisse und Ziele, nennen wir sie »Nebenziele«.

Ist es eines deiner Anliegen, weniger Stress in deinem Beruf zu haben, dann formuliere etwa: »Ich erledige alle meine beruflichen Aufgaben mit Leichtigkeit und Vergnügen.«

Dies ist deine erste Affirmation. Überlege dir nun, was dir außerhalb deines Hauptzieles, attraktiv und sexy zu sein, noch wichtig ist, und formuliere weitere vier bis fünf kraftvolle Aussagen. Belasse es bei dieser Anzahl.

Bitte beachte: Die Affirmationen müssen immer positiv formuliert sein, das heißt, sie dürfen nicht beinhalten, was du nicht mehr möchtest. Sage also nicht: »Ich habe weniger Stress in meinem Beruf«, sondern formuliere kurz und prägnant, was du stattdessen willst und dich sogar aufbaut, wie oben beschrieben. Außerdem solltest du mit deinen Affirmationen ein tief greifendes Gefühl verbinden können. Dies funktioniert natürlich am besten, wenn

Wörter der Begeisterung oder Freude in deiner kraftvoll formulierten Aussage enthalten sind. Spüre in die Sätze hinein. Fühlst du ihre Power?

Nun widme dich dem Hauptziel, das dich besonders inspiriert. Mit diesem beschäftigst du dich verständlicherweise besonders gern, und du willst ja vielleicht ähnlich wie Jens zukünftig bereits allein beim Gedanken daran ein Prickeln verspüren. Hierfür beschreibst du ein individuelles Bild. Dazu ist deine Fantasie gefragt. Du kannst diese wie einen Muskel trainieren. Je stärker er wird, desto besser kannst du große Emotionen in dir hervorrufen und die daraus resultierende Energie spüren.

Stelle dir nun im **ersten Schritt** das Bild vor, und schreibe auf, welche Vorstellung von dir selbst du damit verbindest, attraktiv und sexy zu sein. Wie möchtest du in Bezug auf Persönlichkeit und Ausstrahlung auf andere Menschen wirken? Wie mit ihnen kommunizieren, eher schlagfertig gewitzt oder stärker auf sinnlicher Ebene? Welche körperlichen Vorzüge möchtest du haben, um anziehend zu wirken? Wie müsstest du aussehen und dich kleiden, damit du dich selbst begehrenswert findest? Stelle dir also vor, wie du sein willst und was du tun möchtest, damit du erotisch wirkst und Sympathie ausstrahlst. Welche Wünsche hast du darüber hinaus?

Beschreibe deine Vorstellung in einer Form, die dich beflügelt, und fasse sie anschließend in einem kurzen Satz zusammen. Dieser könnte etwa lauten: »Ich bin aufgrund meines begehrenswerten Körpers und meiner wunderbaren Sympathie ein Magnet der Liebe.«

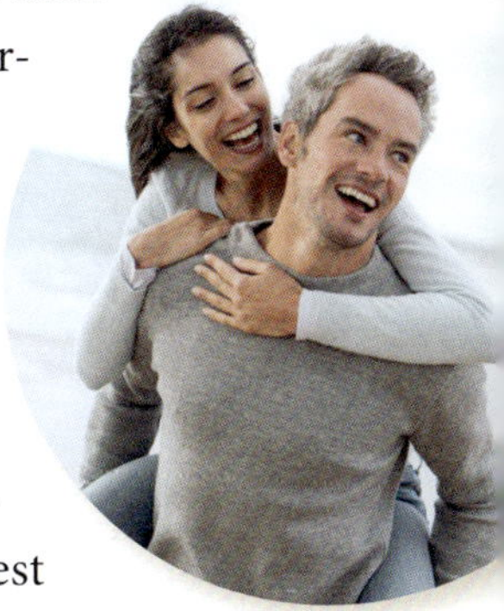

Wie fühlt sich dein eigener Satz an? »Okay«? Wirklich nur »okay« oder eher mitreißend? Denke daran, nur »okay« ist zu wenig, oder möchtest du auch nur »okay« wirken? Also formuliere so, dass du dich selbst in deiner Beschreibung unwiderstehlich findest.

Mit diesem ersten Schritt hast du bereits neues Selbstbewusstsein aufgebaut, denn du weißt, wie du sein und wirken willst. Über die Affirmation hast du dein Bild in einem Satz zusammengefasst.

Ergänze nun im **zweiten Schritt,** wie du deine Attraktivität »gebrauchen« möchtest, indem du etwa bewusst Kontakt aufnimmst und ein sexuelles Erlebnis herbeiführst: Visualisiere hierzu in deinem Geist deinen Partner bzw. deine Partnerin oder eine andere Person, von der du dich sehr angezogen fühlst. Sie muss nicht einmal existieren. Lasse gegebenenfalls deiner Fantasie freien Lauf. Stelle dir zum Beispiel vor, ihr würdet euch an einem schönen Ort begegnen, an dem ihr für die nächsten Stunden ungestört seid. Die Person deines Begehrens kommt auf dich zu und steht dir im Abstand von einem Meter gegenüber. Sie lächelt dich mit liebevollem Blick, verführerisch und voller Lust an. Sie spürt deine Sympathie, ist begeistert von deinem Charisma und fühlt sich von dir stark angezogen. Schaue ihr in die Augen, und fühle ihre Ausstrahlung. Was reizt dich an dieser Person besonders? Kannst du ihr Verlangen und ihre tiefe Atmung fühlen, ihre Vorlieben erahnen? Fühlst du deine eigene sexuelle Erregung? Was hörst und siehst du, wenn du diesem außergewöhnlichen Menschen so nahe bist? Riechst du sein Parfum oder nimmst einen anderen verführerischen Duft wahr? Du kannst dir nun vorstellen, wie ihr euch innig küsst, langsam auszieht und leidenschaftlichen Sex miteinander habt. Gemeinsam kommt ihr zum Höhepunkt und habt ein wunderbares Erlebnis.

Beschreibe nun deine Vorstellung und deine damit verbundenen tiefsten Bedürfnisse und Wünsche und auch, wie diese zu eurer gemeinsamen Befriedigung erfüllt werden. Formuliere hier am Schluss einen kurzen kräftigen Satz, der dein Erlebnis zusammenfasst. Er könnte beispielsweise lauten: »Mein ersehnter Partner und ich haben uns gefunden und lieben uns voller Leidenschaft.« Denke auch hier daran, dass sich der Satz für dich unwiderstehlich anfühlen sollte. Was spürst du?

Nun fasse die beiden Bilder sowie die Affirmationen aus Schritt eins und zwei zusammen, z. B., indem du wichtige Stellen markierst bzw. beide Affirmationen nochmals aufschreibst.

Dazu ein Tipp: Sorge dafür, dass du deine Aufzeichnungen immer griffbereit hast, indem du sie z. B. auf einem mobilen Gerät wie einem Tablet oder auf einem Block notierst, den du immer bei dir trägst. Ich benutze dazu mein iPad. Somit kann ich jederzeit an der Ausarbeitung meines optimalen Tages arbeiten oder auch Affirmationen anpassen und ergänzen. Ich lese und reflektiere meine Notizen morgens nach dem Aufwachen und abends vor dem Schlafengehen, dies solltest du möglichst auch tun. Notiere zudem in einer separaten Übersicht alle Ideen, die du erhältst. Denke immer daran, du fokussierst dich auf diese Weise auf das, was du in dein Leben ziehen willst. Lies deshalb auch die Affirmationen deiner »Nebenziele« immer wieder durch, und fühle in sie hinein, so erschaffst du dir eine rundum erfreuliche Wirklichkeit.

Auch wenn du beruflich vielleicht noch im Hamsterrad feststeckst, ist es wichtig, dir diese Routinen zu schaffen. Du wirst sehen, wie positiv sich dein Leben verändert. Vielleicht offenbart sich dir schon bald eine neue berufliche Aufgabe, in der du in höherem Maße gestalten statt verwalten und dich stärker entwickeln kannst, statt nur im Hamsterrad zu treten.

Und noch ein Tipp: Bleibe bei dir, statt dich zu sehr mit dem Leben anderer zu befassen. Das Fernsehen und die sozialen Netzwerke können verführerisch sein, jedoch bleibt dann häufig nicht genug Zeit, die spannende Wirklichkeit und Zukunft zu schaffen, die wir uns wünschen. Du weißt es jetzt besser und wirst den Einfluss durch die Medien in deinem Sinne reduzieren können.

Führe dir nun im letzten Schritt nochmals das komplette Bild deines Hauptzieles, attraktiv und sexy zu sein, anhand deiner Niederschrift vor Augen, und fühle hinein. Versuche, das motivierende, energetische Gefühl, das dabei in dir entsteht, möglichst intensiv wahrzunehmen.

Nun nimm lediglich die beiden Affirmationen wahr, also in unserem Beispiel:

Affirmation 1: »Ich bin aufgrund meines begehrenswerten Körpers und meiner wunderbaren Sympathie ein Magnet der Liebe.«
Affirmation 2: »Mein ersehnter Partner und ich haben uns gefunden und lieben uns voller Leidenschaft.«

Spürst du die Energie? Prima! Dies ist dein spezifisches energetisches Gefühl, das du nun immer bei dir trägst und bewusst für deine höhere Kommunikation nutzen kannst.

Bitte versuche, deine Aufzeichnungen in den nächsten 30 Tagen so oft wie möglich zu reflektieren. Auf diese Weise stärkst du das energetische Gefühl in dir immer mehr und verleihst dir täglich neue Energie. Diese ist für die nächsten Schritte sehr wichtig.

Gleichzeitig aktivierst du den Filter in deinem Unterbewusstsein, der dir helfen wird, dein kraftvolles Bild in dein Leben zu holen.

Deine höchste Intelligenz, deine Intuition, wird dir dabei helfen, die notwendigen Impulse zu erhalten, aber auch Gelegenheiten zum richtigen Zeitpunkt zu erkennen und zu ergreifen. Richtig spannend wird es, sobald du selbst erstmals erfahren hast, dass du nicht nur auf Empfang gehen kannst, sondern auch zum Sender solcher Impulse geworden bist.

Lasse uns hierfür die Voraussetzungen schaffen und nun den wichtigen zweiten Schritt mittels einer Körper- bzw. Meditationsübung durchführen. Mit dieser kannst du dich für den Kanal deiner ursprünglichen Intelligenz und höchsten Form der Kommunikation wieder öffnen.

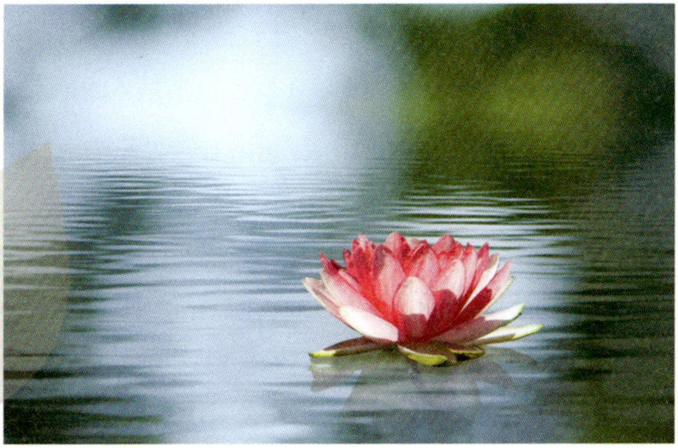

Schritt 2: Öffne dich deiner höchsten Form der Kommunikation

Stelle dich schulterbreit hin, und lasse deine Arme und Hände mit leicht gestreckten Fingern locker hängen. Dein Kopf ist aufgerichtet und dein Gesäß minimal gesenkt, sodass du eine angenehme Stellung hast. Stelle dir nun vor, wie deine Füße fest im Boden verankert sind und dein Kopf an deinem Scheitelpunkt mit dem Himmel verbunden ist. Spüre diese Verbindung. Schließe deine Augen.

Fühle nun zuerst in deine Hände, und warte etwa 20 Sekunden. Was merkst du? Ein Kribbeln vielleicht? Richte deine Aufmerksamkeit darauf, und spüre, wie sich das aufkommende Energiegefühl verstärkt. Dann gehe mit deiner Aufmerksamkeit in deinen ganzen Körper. Kannst du auch dort ein energetisches Feld wahrnehmen? Gehe ganz tief in deinen Körper hinein, und du wirst es bald spüren. Visualisiere, wie sich dieses Feld aus deinem im Unterbauch liegenden energetischen Zentrum in alle Richtungen ausdehnt und über deinen Bauch und deine Brust bis zum Kopf und seinem Scheitelpunkt aufsteigt. Spürst du, wie es sich in dir ausbreitet und wie gut sich das anfühlt? Ein Teil dieser Energie möchte nun nach oben ausbrechen. Er drängt jetzt aus deinem physischen Köper nach oben in dein etwa 15 Zentimeter über deinem Kopf liegendes Energiefeld, dein Kronenchakra. Jetzt wird dieses erreicht, energetisch geöffnet und durchströmt. Oberhalb

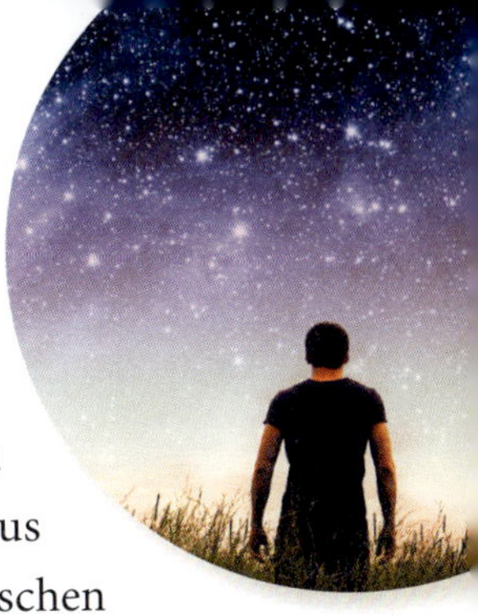

von ihm entsteht ein weiteres Energiefeld, das sich bis in das Universum hinein ausdehnt. Fühle in dieses Feld hinein.
Du befindest dich nun in deiner Vorstellung etwa einen halben Meter über deinem Kopf. Du bist aus der Welt der Gedanken und aus deinem physischen Körper unterhalb von dir ausgetreten und nun selbst die Energie dort oben. Du bist im kosmischen Raum und nimmst einfach nur wahr.
Stelle dir vor, dass diese Unendlichkeit dein verlängertes Gehirn ist und sie dir ab sofort alle für dich wichtigen Informationen für ein wunderbares Leben und die Erfüllung deiner größten Wünsche und tiefsten Bedürfnisse übermittelt. Verbleibe eine Weile im reinen Fühlen, und genieße diesen von Gedanken befreiten Zustand des Friedens und der Freude.
Die vom Denken geprägte Welt unterhalb von dir interessiert dich in diesem Augenblick nicht. Du bist in der reinen Wahrnehmung und fühlst dich einfach nur wohl mit dem, was du auf energetischer Ebene wahrnimmst.
Öffne nach etwa drei Minuten langsam die Augen, und komme wieder in dein normales Tagesbewusstsein zurück.

Ich empfehle dir, diese Übung in den nächsten zwei Wochen täglich für mindestens zehn Minuten durchzuführen, damit sich dein neuer intuitiver Kanal festigen kann.

Du hast dich über ihn für deine höchste Form der Kommunikation geöffnet, die du ab sofort und mit zunehmender Praxis immer besser nutzen kannst.

Tipp: Du kannst im Anschluss an diese Übung sofort mit dem Programm weitermachen, ich würde dir jedoch raten, Schritt 2 zunächst wenigstens fünf Tage lang umzusetzen, damit du eine solide erste Erfahrung machst, die sich setzen kann.

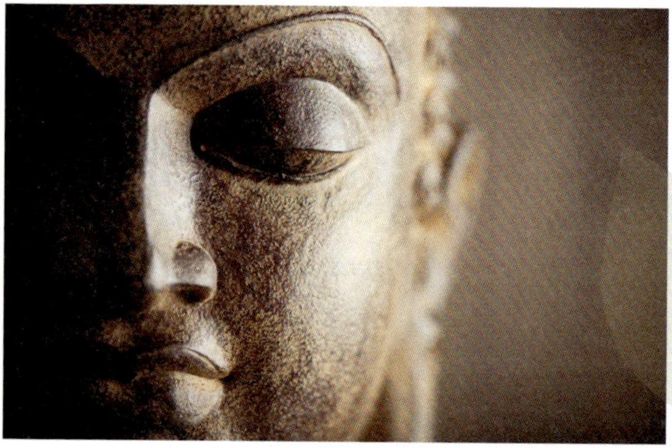

Schritt 3: Werde Sender und Empfänger intuitiver Impulse

Im dritten Schritt wird es nun richtig spannend. Alle Grundlagen sind geschaffen: Du hast das für dein Anliegen spezifische energetische Gefühl erzeugt, und du stehst bereits für die dir nützlichen Impulse auf Empfang. Nun wirst du gleich auch als Sender aktiv werden.

Allen, die heutzutage auf Partnersuche sind, bieten sich zahlreiche interessante Möglichkeiten, über Internetplattformen, Ü30-/Ü40-/Ü50-Parties, Dating-Agenturen etc. einen potenziellen Partner zu finden. Allerdings hörte ich vor nicht allzu langer Zeit in einem Radio-Interview, wie sich eine Dame, die sich auf einer namhaften Dating-Plattform registriert hatte, darüber beklagte, wie niedrig die Reaktionsquote bzw. wie lang die Wartezeiten auf Antworten der kontaktierten Wunschpartner waren.
Wenn du gerade auf Partnersuche bist und dein Glück nicht gleich über eine vielleicht sogar kostspielige Partnervermittlung suchen willst, fragst du dich natürlich umso mehr: »Wie kann ich meinen gewünschten Partner finden, wenn ich nicht weiß, wo ich ihn suchen soll?« Oder aber: »Ist meine neue Bekanntschaft auch wirklich auf meiner Wellenlänge?« Vielleicht ergibt sich ja ein nettes Gespräch im Café. Möglicherweise sogar ein nicht vorhergesehenes sexuelles Abenteuer, bei dem sich erst noch herausstellen

muss, ob es für eine feste Partnerschaft reicht. Eine anfänglich leidenschaftliche und aussichtsreiche Beziehung wird unter Umständen bald zur Enttäuschung, wenn sich nach Abflauen des ersten Sinnesrausches zeigt, dass die Erwartungen an den anderen nicht erfüllt werden. Dies kommt leider allzu häufig vor. Warum? Der Grund liegt in der in unserer Gesellschaft (noch) unzureichenden Kommunikation. Damit meine ich die nicht genutzte, auf höherer Ebene stattfindende und vom Ego befreite nonverbale Verständigung.

Um mittels eines intelligenteren Austauschs den richtigen Treffer zu landen, ist es notwendig, dass du in dein spezifisches Energiebewusstsein kommst, also das energetische Gefühl, das du dir bereits für dein Hauptziel, attraktiv und sexy zu sein, erarbeitet hast. Genau dieses Energiebewusstsein sollte beim Empfänger deiner intuitiven Botschaft ankommen. Auf diese Weise wirst du deine perfekte Partnerin oder deinen perfekten Partner in dein Leben ziehen oder auch einfach aus reiner Freude daran körperliche Attraktivität und Charisma ausstrahlen. Sei dir aber im Klaren darüber, dass, wenn dein Energiebewusstsein lediglich auf schnelle Abenteuer ausgerichtet ist, du höchstwahrscheinlich auch nur diese erhalten wirst. Für eine langfristige Partnerschaft solltest du deine inneren Bilder in der

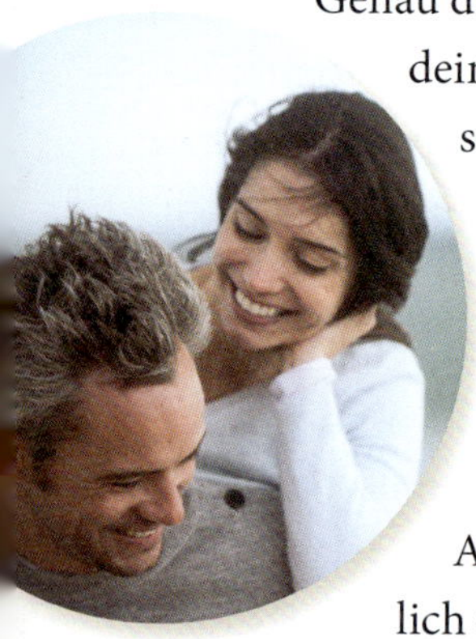

Formulierung entsprechend ergänzen. Also überlege dir gut, was du möchtest. Dein Bewusstsein und deine spezifische kommunikative Energie, die sich hieraus ergeben, sind entscheidend.

Gehe nun wie folgt vor, um »auf Sendung zu gehen«: Öffne dich wie in Schritt 2 beschrieben der höchsten Form deiner Kommunikation. Fühle in das Energiefeld über deinem Kopf hinein, und gehe in deiner Vorstellung dort hinauf. Du bist nun wieder aus der Welt der Gedanken und Formen ausgetreten und mit deiner reinen Wahrnehmung im kosmischen Raum.
Spüre nun die spezifische Energie deines Anliegens. Wenn du sie nicht gleich spürst, erinnere dich an deine Schlüsselaffirmationen, bis das Gefühl da ist. (In unseren Beispielen: »Ich bin aufgrund meines begehrenswerten Körpers und meiner wunderbaren Sympathie ein Magnet der Liebe. Mein ersehnter Partner und ich haben uns gefunden und lieben uns voller Leidenschaft.«)
Stelle dir dies vor, während du mit deinem Bewusstsein in dem Energiefeld über deinem Kopf bleibst. Fühle die Energie, und sage jetzt innerlich: »Ich möchte dich hierfür gern kennenlernen. Wann und wo können wir uns treffen?« Diese Verabredung kannst du natürlich auch »anfragen«, wenn du lediglich Lust auf ein Abenteuer hast.

Höre in dich hinein. Nimmst du schon irgendwelche Impulse in Form von Bildern oder plötzlich auftretenden Gedanken wahr?

Wenn nicht, ist das nicht schlimm. Erste Ergebnisse können innerhalb weniger Stunden oder Tage auftreten. Meistens tauchen sie dann auf, wenn man gerade nicht an das Anliegen denkt. Vielleicht bist du gerade beim Yoga, und in einer Asana kommt dir der entscheidende Einfall. In meinem Buch »Entfache das Feuer in deinem Herzen« schlage ich vor, nach einer Übung, in der wir unsere Intuition anstoßen, ein Mandala auszumalen. Dies macht Spaß und hat gleich mehrere positive Effekte. Es beruhigt den aufgewühlten Geist generell, wirkt therapeutisch und ermöglicht uns, auf einfache und effektive Weise intuitive Impulse zu erhalten.

Sei gewiss, die von dir ausgesandte Energie wird ankommen, und zwar genau bei den Personen, die auf deiner Frequenz sind. Die entscheidende Antwort bzw. der Handlungsanstoß wird vielleicht schon in kurzer Zeit in dein Bewusstsein treten. Du staunst dann möglicherweise nicht schlecht, wenn ganz unerwartet die Liebe deines Lebens vor dir steht oder jemand dein attraktives Äußeres bemerkt. Deine telepathische Botschaft wurde erfolgreich übermittelt.

Du kannst dein Energiebewusstsein natürlich auch für die Durchsicht von Kontaktanzeigen nutzen. Werde dir in diesem Fall deiner spezifischen Energie wieder möglichst intensiv gewahr, und überfliege dann aufmerksam alle Angebote. Versuche aber, nicht mit dem Verstand und nach Kriterien wie beruflichem Status oder

Hobby zu entscheiden. Verlasse dich voll auf dein Gefühl. Du wirst intuitiv rasch erfassen, wo es interessant wird. Verspürst du bei einer bestimmten Anzeige Freude in deinem Herzen, solltest du diese näher betrachten und aufgreifen.

Nun ist es wichtig, dass du wiederum in deinem energetischen Bewusstsein reagierst, um dem Inserenten aufzuzeigen, dass du der/die Richtige bist. Das bedeutet, bei der Kontaktaufnahme, egal, ob schriftlich, über WhatsApp oder telefonisch, gehst du vorab in dein energetisches Gefühl und sendest nonverbal aus: »Hi! Toll, dass wir uns gefunden haben! Wir passen prima zueinander, und ich freue mich, dich kennenzulernen.«

Dies ist die entscheidende energetische Kommunikation. Bei der Kontaktaufnahme wirst du vielleicht bald ein erstes Treffen ausmachen und ihm/ihr natürlich auch in diesem Energiegefühl sagen, dass du dich auf euer Date freust. Lasse dich von den vielen kreativen Anwendungsmöglichkeiten, die deine neuen Fähigkeiten bieten, überraschen.

Schritt 4: Kreativität – Halte dich ewig jung und attraktiv

Das einmal Erreichte – ja, vielleicht die glückliche Beziehung mit einem zauberhaften Menschen – sollte man gut behüten und an sich selbst lebenslang arbeiten, um seine persönliche Anziehungskraft zu bewahren.

Was glaubst du, warum gehen so viele Partnerschaften und Ehen in die Brüche? Sind es im Laufe des Zusammenlebens zunehmend auftretende Meinungsverschiedenheiten oder Enttäuschungen – also die Erkenntnis, buchstäblich von den früheren Erwartungen an den Partner »enttäuscht« zu werden? Man hat sich bei der Partnerwahl getäuscht und wird nun sozusagen von der Täuschung befreit, was erst einmal sehr bitter ist, im Sinne der persönlichen Entwicklung jedoch durchaus positiv zu bewerten wäre.
Oder liegen die Gründe in den unliebsamen polygamen Neigungen des Partners oder der Routine, die sich längst im Alltag und auch im Bett eingestellt hat?
Natürlich kommt es auch häufig vor, dass man sich schlicht auseinanderlebt, etwa wenn beide Partner beruflich erfolgreich und ständig auf Geschäftsreise sind.
Die zuvor genannten Gründe dürften wahrscheinlich auf sehr viele zerrüttete Partnerschaften zutreffen.

Abgesehen von dem Fall, in dem man sich wirklich im Partner getäuscht hat und es auch deshalb ständig zu Unstimmigkeiten kommt, die eine Trennung häufig unumgänglich machen, ist ein Merkmal in allen Beispielen vorherrschend: Das ursprüngliche Feuer und Knistern zwischen den Partnern ist kaum noch zu spüren oder bereits ganz erloschen.

Für die meisten Menschen ist die erste große Liebe etwas ganz Besonderes, da sie ihrem Leben eine neue wunderbare Erfahrung verleiht. Kannst du dich vielleicht selbst daran erinnern? Auf einmal ist die Person deines Herzens in dein Leben getreten, vielleicht auf einer Party. Du hattest beim ersten Anblick schon ein unglaubliches, noch nie erlebtes, prickelndes Gefühl in dir verspürt. Du wolltest dich ihr gleich annähern und mit ihr ins Gespräch kommen. Möglicherweise musstest du feststellen, dass du nicht der einzige Verehrer dieses wunderbaren Wesens warst. Aber dein innerer Antrieb war so stark, dass du alle Konkurrenten übertrumpfen und die Aufmerksamkeit dieser Person auf dich ziehen konntest. Bereits am nächsten Tag habt ihr euch erneut verabredet, und daraus ist dann eine großartige Beziehung entstanden. Du warst voller Heiterkeit und Glück, voller Sehnsucht auf das baldige nächste Treffen, und kein anderer Umstand in deinem Leben konnte deine Leidenschaft schmälern.
Kannst du dich noch an diese wundervolle Zeit und deine damaligen Gefühle erinnern?

Natürlich ist der Reiz des Neuen, vor allem die erste Beziehung, immer etwas Besonderes und kann normalerweise später nicht mehr in derselben Qualität wie ehemals erfahren werden. Aber wäre es nicht toll, wenn man zumindest einen Teil von dieser Faszination wiedererlangen könnte? Glaubst du, dass der Partner dann so leicht der Versuchung erliegen würde oder generell so viele Beziehungen auseinandergehen würden?

Es stellt sich also die Frage: Was kann man an sich selbst ändern oder besser machen, damit es gar nicht erst so weit kommen muss? Welche Möglichkeiten gibt es, den ursprünglichen Reiz immer wieder neu zu schüren?

Jede Änderung muss natürlich bei uns selbst beginnen, und man sollte nicht versuchen, den Partner zu ändern oder gar einzuschränken. Der Schlüssel liegt darin, eine völlig neue Dimension der Kreativität in sich zu entfesseln, am besten über spirituelle Methoden, die uns aus dem Ego herausholen und zusätzlich ein hohes Maß an Lebensenergie schenken. Dadurch wächst die Begeisterung für Neues, aber auch gleichzeitig die Dankbarkeit für das Erreichte – wichtige Voraussetzungen für Harmonie und Zusammenhalt.
Überdurchschnittlich kreative Menschen leben voller Faszination und Leidenschaft und müssen sich ihre Zeit nicht mit häufigem Partnerwechsel versüßen. Im Gegenteil: Der Partner wird

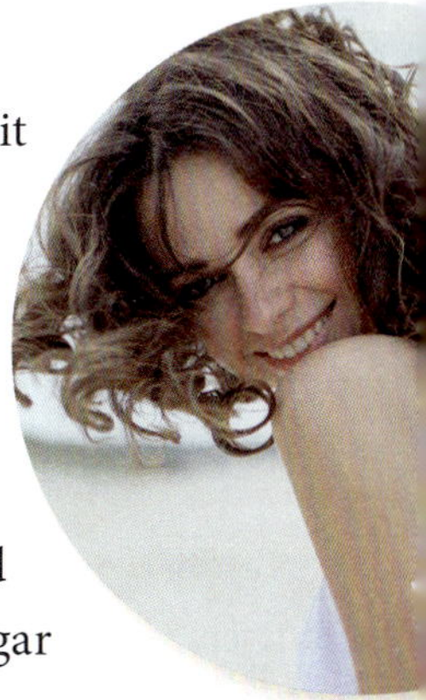

meistens in die neue spannende Art zu leben mit eingebunden.

Über Kreativität, energetisches Potenzial und Ausstrahlung halten wir uns in unserer Beziehung interessant, gelten aber auch gesellschaftlich als jung und attraktiv. Einfühlungskraft und Verständnis fördern die positiven Effekte sogar noch. Wir zeigen unsere bezaubernde Seite, bleiben am Ball und lassen uns immer wieder etwas einfallen. Wie unterschiedlich Menschen, basierend auf ihrem Niveau an Kreativität und Lebensenergie, auf uns wirken können, zeigt der folgende Vergleich:

Fred ist 53 Jahre alt und Angestellter. Er lebt in der Routine, findet sein Leben und auch seine Frau ganz okay. Am Feierabend gönnt er sich ein Bier und entspannt im Fernsehsessel. Später sitzt er noch etwas am Computer. Mit seiner Frau unternimmt er am Wochenende Spaziergänge in der Umgebung, besorgt Einkäufe oder wäscht sein Auto. Höhepunkt ist der dreiwöchige Jahresurlaub im August, auf den er sich schon Monate vorher freut, weil er etwas Abwechslung in sein Dasein bringt. Sexuell aktiv ist er mit seiner Frau maximal zwei- bis dreimal im Monat, schließlich ist der ursprüngliche Reiz längst verloren gegangen, und auch das Liebesspiel ist zur Routine geworden. Seine Frau wiederum hat sich längst daran gewöhnt, dass ihr Partner zu einem Langweiler geworden ist, und gibt sich auch keine große Mühe mehr, ihn etwa mit sinnlichen Dessous aus der Reserve zu locken.

Frank ist ebenfalls 53 Jahre alt. Er hat sich schon früh Gedanken gemacht, wie sein Leben verlaufen soll. Ihm ist bewusst, dass dieses und vor allem die Eroberung seiner geliebten Frau vor zehn Jahren Geschenke und äußerst kostbar sind und er seine volle Energie und Kreativität einbringen möchte, um diese zu bewahren. Daher hat er beschlossen, allen unwichtigen Dingen oder negativen Nachrichten eine Absage zu erteilen und im Wesentlichen nur das in sein Bewusstsein zu lassen, was ihm wichtig ist, was ihn weiterbringt und womit er vielleicht sogar einmal der Welt einen wertvollen Dienst erweisen kann. Selbstverständlich widmet dieser Mann seiner Liebsten viel Zeit. Er nutzt unbewusst das Zwei-Prozent-Gesetz. Sein Antrieb dazu liegt in seiner Liebe zum Leben und in seinem Wunsch, Gewonnenes zu erhalten, Werte zu schaffen und Freude zu spüren. Er möchte zudem jung bleiben, persönlich wachsen und sein Leben und das seiner Frau auch in Zukunft interessant gestalten. Er arbeitet aktiv an der Steigerung seiner intuitiven Kräfte. Er ist sehr kreativ und spürt schon morgens nach dem Aufwachen eine große Begeisterung für den neuen Tag und ist voller Tatendrang. Er liebt die Freiheit, den Tag nach seinen Vorstellungen zu gestalten, ist inzwischen selbstständig und verwirklicht seine Visionen. Seine Frau beglückt Frank immer wieder mit Überraschungen, die ihr Freude machen, wie etwa Kurzurlaube an interessante Reiseziele. Er trainiert seinen Körper, ist aktiv und voller Energie, natürlich auch in der Liebe. Er sprüht vor Lebenslust und Kreativität, und seine Frau geht auch heute noch mit fantasievollen Verführungskünsten auf ihn ein und ist glücklich an seiner Seite. Er hat sich eine Frage zur guten Gewohnheit gemacht, die er am Morgen seiner Frau direkt stellt oder insgeheim für sich selbst beantwortet. Diese Frage lautet: »Schatz, wie kann ich dir den heutigen Tag versüßen?«

Was glaubst du, welcher Mann wirkt erotischer auf eine Frau? Klar, eine rhetorische Frage. Was dir die Beispiele aufzeigen sollen, ist, dass du nach dem Gesetz der Anziehung mit all dem in Resonanz gehst, was du selbst bist oder ausstrahlst. Also fange bei dir selbst an, und die Reaktionen deiner Außenwelt werden dich auf deinem faszinierenden Weg bestätigen.

Was macht nun aber bei Frank den entscheidenden Unterschied aus? Auch die Antwort darauf ist bereits offensichtlich: Er hat einen großen Vorteil durch die Kenntnis des Zwei-Prozent-Gesetzes und seine Nutzung. Er ist durch die Gedanken zu seinem weiteren Leben, die Konzentration auf das, was er in dieses einbringen möchte, und die Steigerung seiner intuitiven Kräfte sehr kreativ geworden. Dies hält ihn jung und attraktiv. Durch die Frage »Schatz, wie kann ich dir deinen heutigen Tag versüßen?« bringt er immer wieder Abwechslung in sein Beziehungsleben. Stelle dir diese Frage einmal selbst, besonders dann, wenn du dich mit deinem Partner gerade nicht so gut verstehen solltest. Du wirst sehen, sie hat fast schon magische Auswirkungen!

Du selbst bist inzwischen auf dem besten Weg, ein Quell der Kreativität zu werden. Deine Aufgabe ist es daher in diesem vierten Schritt, ab sofort alle Ideen und Impulse, die du während der oder im Anschluss an die Nutzung deines neuen intuitiven Kanals erhältst, in einem Notizbüchlein, deinem Smartphone oder Tablet zu notieren und diese konsequent umzusetzen. Handle immer dann, wenn du das Gefühl hast, dass nun die Zeit für die jeweilige Aktion gekommen ist. Du wirst auf diese Weise einen Flow kreativer Handlungen auslösen. Warte gespannt, wie dich diese beflügeln und zu neuen Taten motivieren werden. Ein Strom neuer Ideen und deren Umsetzung steigern dein Charisma und werden dich gegenüber deinem Partner bzw. deiner Partnerin und gegenüber der Gesellschaft attraktiv halten.

Das hier Gesagte gilt selbstverständlich auch, wenn du dich aktuell in keiner Beziehung befindest, einfach deine Jugend und Attraktivität bewahren und vielleicht später in einer neuen Partnerschaft mit deinem Wissen punkten willst.

Schritt 5: Entfache deine Lebensenergie

Wenn du dieses Programm anwendest, wirst du schon bald eine deutliche Zunahme deiner Lebensenergie verspüren, was dir hilft, sowohl geistig jung als auch körperlich vital und aktiv zu bleiben. Dies hängt damit zusammen, dass du, durch die permanente Umsetzung und die zunehmenden Erfolge motiviert, eine neue Schaffenskraft in dir wahrnimmst. Du wachst bereits morgens voller positiver Gedanken auf. Gedanken sind bekanntermaßen Energie. Sind sie positiv, haben sie eine hohe Schwingung und steigern deine Lebensenergie. Negative Gedanken hingegen sind niedrig schwingend und schwächen deine Lebensenergie.

Durch die Stärkung deiner intuitiven Kraft arbeitest du automatisch mit deinem Energiekörpersystem, den unsichtbaren, feinstofflichen Bereichen, die um deinen physischen Körper herum aufgebaut sind. Jede dieser energetischen Ebenen, auch Energiekörper genannt, hat eine bestimmte Funktion. In Schritt 2 hast du insbesondere deinen ätherischen Körper angesprochen und das Kronenchakra, ein Energiezentrum, das für den Zugang zu deinen intuitiven Kräften sehr wichtig ist, wieder geöffnet. An den Ätherkörper schließen sich der Emotionalkörper, der Mentalkörper und der Spiritualkörper an, die ebenfalls eine hohe Bedeutung für die Steigerung unserer intuitiven Kraft und Lebensenergie haben.

Ich will hier nicht zu detailliert auf das Energiekörpersystem eingehen. Du kannst in meinem Buch »Entfache das Feuer in deinem Herzen« alles darüber erfahren. An dieser Stelle ist es allein wichtig zu wissen, dass du bereits durch die hier beschriebenen Methoden zur Steigerung deiner intuitiven Kraft deine Lebensenergie maßgeblich ankurbelst und es dabei durch die Zunahme deiner Kreativität zu Synergien, also zusätzlichen positiven Wechselwirkungen, kommt.

In diesem fünften Schritt möchte ich dir ans Herz legen, dir spätestens jetzt deine Lieblingsdisziplin anzueignen, um generell deinen energetischen Level zu steigern und hochzuhalten. Hierfür sind Mind-Body-Methoden wie Yoga, Pilates, Taijiquan, Qigong etc. besonders empfehlenswert. Ich kenne allerdings zahlreiche Yoga- und Taijiquan-Einsteiger, die anfangs begeistert dabei waren und dann leider immer seltener und bald gar nicht mehr zum Training gegangen sind. Der Grund liegt auf der Hand: Um die für sich optimale Methode für das Körper-Geist-Training zu finden, muss man sich zunächst etwas informieren, im Umkreis orientieren und dann auf einen guten Lehrer stoßen. Merke: Ein guter Lehrer ist immer wichtiger als der Stil und vielleicht sogar wichtiger als die Disziplin selbst. Wenn du dich etwa zu Taijiquan und Yoga gleichermaßen hingezogen fühlst, dann entscheide anhand deines Ausbilders. Leider gibt es in diesen Bereichen bereits viel »verbrannte Erde«, da Lehrer mit noch wenig eigener

Erfahrung viel zu früh unterrichten oder ihren Schülern mangels ausreichendem pädagogischem Können nicht den tieferen Sinn ihrer Disziplin vermitteln, sie weiterbringen oder richtig motivieren können. Dann springen verständlicherweise viele wieder von einer solchen Schule ab, und man hört Sätze wie: »Diese Methode ist nichts für mich, sie ist langweilig.«

Verliere hier keine unnötige Zeit, und recherchiere vorab. Kannst du dich etwa allein durch das Ausprobieren verschiedener Methoden und Stile nicht entscheiden, ob du Hatha Yoga, Vinyasa Yoga, Yin Yoga oder im Taijiquan den Yang-Stil oder den Chen-Stil praktizieren willst, dann erkundige dich zunächst einmal nach dem jeweiligen Lehrer. Bringe in Erfahrung, bei wem er selbst gelernt hat und wie lange. Hinterfrage, wie viele Kurse und Stunden er für seine eigene Weiterbildung genommen hat, und frage nach der Anzahl der Schüler, die er unterrichtet. Befrage andere Schüler, wie lange sie schon dabei sind, was ihnen im Training wichtig ist und in dieser Ausbildung bei diesem Lehrer besonders gut gefällt.

Du hast dich für eine Schule entschieden, und dir macht deine neue Disziplin Spaß? Herzlichen Glückwunsch, bleibe einfach dabei! Eine Mind-Body-Methode bei einem kompetenten Lehrer in der Tiefe zu erlernen und zu praktizieren, ist etwas tief greifend Erfüllendes und neben Gesundheit und unserem Partner die vielleicht wertvollste Begleitung in unserem Leben.

Ich selbst habe mich jahrelang orientiert und Verschiedenes ausprobiert, bevor ich mich dann vor mehr als 15 Jahren für Taijiquan als Hauptdisziplin entschieden habe, die ich regelmäßig und sehr aktiv betreibe. Aber auch mit Yoga habe ich mich befasst und finde dies sehr spannend. In jedem Fall kann ich sagen, dass meine Lebensenergie und Schaffenskraft in den letzten Jahren sicherlich auch durch die Beständigkeit in meiner Disziplin immer weiter zugenommen haben. Mein eigener Lehrer hatte vor einiger Zeit aus eigener Erfahrung das berichtet, was ich voll und ganz sofort unterschreiben würde: »Bleibst du an einer effektiven Methode bei einem guten Lehrer über viele Jahre dran, entwickeln sich deine Persönlichkeit, innere Stärke und Vitalität. Dies erhöht wiederum deine Anziehungskraft, und dein Umfeld wird dir auf vielerlei Art positives Feedback geben.«

Im folgenden Übungsteil ab Seite 81 stelle ich dir unabhängig von den Methoden, die du bereits praktizierst oder erlernen möchtest, ausgewählte Übungen vor, die dir im Sinne dieses Buches direkt helfen und deine Lebensenergie sehr effektiv ankurbeln. Doch zuvor kommen wir zum letzten Schritt auf deinem Weg zu mehr Ausstrahlung und ewiger Jugend.

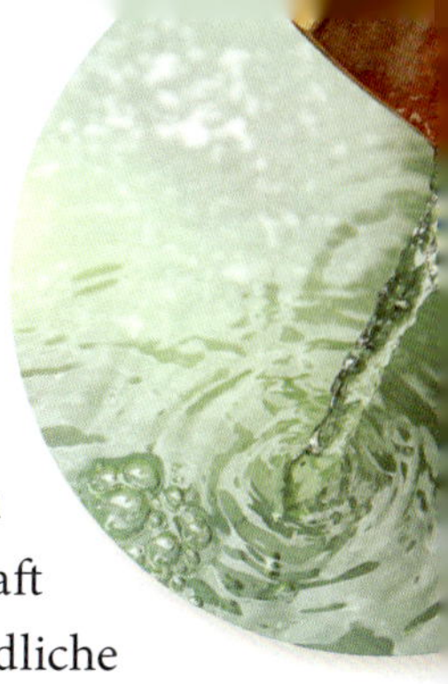

Schritt 6: Schöpfe aus deiner Quelle für Gesundheit und Liebeskraft

Dein energetisches Niveau entscheidet, wie du bereits weißt, maßgeblich über deine Leidenschaft zum Leben, deine intuitive Kraft und deine jugendliche Ausstrahlung und Attraktivität. Aber auch die sexuelle Leistungsfähigkeit wird durch sie bestimmt.
Hast du gewusst, dass Letztere wiederum direkt vitalitätssteigernd wirkt, sobald du sie ankurbelst? Nach traditioneller Ansicht der chinesischen Daoisten ist die Liebeskraft ein Maßstab für unser biologisches Alter und unsere Gesundheit. Die sexuelle Energie ist insbesondere in den Nieren gespeichert und sollte stets optimal zirkulieren können. Yoga fördert diesen Vorgang insbesondere durch das ausgeprägte Training des Beckenbodens. Einzelne daoistische Praktiken wie das sexuelle Qigong und auch Kampfkünste wie Taijiquan integrieren dieses Wissen ebenso. Über spezielle Übungen und Bewegungsabläufe wird der Energiefluss im Nierenbereich in besonderem Maße gefördert. Diese allein sind somit bereits höchst effektive Methoden zur Gesundheitspflege.

Wäre es da nicht vorteilhaft und erstrebenswert, wenn wir uns über die Weisheit unseres Körpers und durch ein stets reichlich gefülltes Reservoir an Lebensenergie eine zuverlässige Quelle für Vitalität schaffen könnten, aus der wir uns bei Bedarf jederzeit bedienen können? Oder hättest du Lust, mit zunehmendem Alter immer mehr Geld für ärztliche Behandlungen auszugeben, auf die durch eine solche Quelle in zahlreichen Fällen verzichtet werden könnte? Du hast vielleicht auch schon von dem Schicksal vieler »erfolgreicher« Menschen gehört, die ihre berufliche Rolle zu ihrer Identität gemacht haben. Sie haben durch ihre verantwortungsvolle Aufgabe meistens schon viel Geld verdient, wollen aber immer noch mehr. Finanzieller Erfolg ist natürlich eine schöne Sache, jedoch nicht zulasten der Gesundheit und ausreichender Freizeit. Den Betroffenen, häufig Workaholics, ist oft gar nicht bewusst, dass sie aufgrund ihrer Zwölf- oder Vierzehn-Stunden-Tage nur wenig Zeit haben, ihr erarbeitetes Geld auszugeben oder dieses in völliger Entspannung und Hingabe an die reine Lebensfreude auszukosten, vielleicht von einigen spontanen Kurztrips in Luxus-Resorts abgesehen. Nun sind die Betroffenen vielleicht 50 und regelmäßige Gäste in den Wartezimmern von Ärzten oder lassen viel Geld bei ihrem Apotheker. Das mühsam erwirtschaftete Kapital fließt ab, und sie selbst können es häufig nicht mehr richtig genießen. Tragische, stressbedingte Todesfälle von Menschen, die eigentlich im besten Alter sind, bleiben in dieser Überlegung gar unberücksichtigt. Ich persönlich kenne leider auch so einen Fall: ein Freund, der nicht einmal 55 Jahre alt geworden ist und sich zuletzt mithilfe viel Kaffees selbst nachts in die Arbeit stürzte, bis mit einem Male alles hart Erarbeitete zusammenbrach und auch sein Leben beendete.

Was sollten wir daraus lernen und anders machen?

Im Sinne eines gesunden Menschenverstands ist es eigentlich offensichtlich, dass man mit allen Mitteln seine Gesundheit und Leistungsfähigkeit bewahren und idealerweise eine eigene Quelle für Gesundheit und Lebenskraft schaffen sollte, aus der man jederzeit schöpfen kann.

Bekanntermaßen bedarf es häufig einiger Disziplin, sich endlich vernünftiger zu ernähren, mehr zu bewegen oder gar ein nachhaltiges Trainingsprogramm umzusetzen. Aber wir werden reichhaltig dafür belohnt. Wie wäre es, ab sofort die Einstellung zu übernehmen: »Ich bin und bleibe topgesund. Mein Arzt sieht mich zukünftig nur noch zur Vorsorgeuntersuchung. Die Quelle meiner Gesundheit und Liebeskraft, aus der ich täglich schöpfe, liegt ab jetzt in meiner täglichen Bewegung, meiner Mind-Body-Disziplin, die ich regelmäßig praktiziere, und in einer neuen gesunden geistigen Einstellung. Meine gute Ernährung hält mich zudem attraktiv und sexy. Wow, was kann ich noch alles in den nächsten 20 bis 30 Jahren erleben?! Ich spüre bereits jetzt meine Power und freue mich darüber! Sollte einmal ein harmloses Zipperlein auftreten, versuche ich zunächst, es mittels meiner eigenen Methode wie Laufen, Yoga, Taijiquan oder Meditation zu beheben, meiner neuen Quelle für Wohlbefinden und Vitalität.«?

Es gibt viele Möglichkeiten, uns eine eigene Quelle für Vitalität zu schaffen, die uns unabhängiger macht. Hast du verstärkt Stress, iss einfach bewusst mehr Gemüse und vitalstoffreiche Nahrung, und lasse alles weg, was dir Energie raubt, wie etwas Fastfood. Wie wäre es, einmal eine Woche komplett auf Kohlehydrate wie Nudeln, Kartoffeln, Reis, Brot oder Süßigkeiten zu verzichten? Schaue selbst, wie das deine Energie erhöht und dich der Blick auf die Waage zum Lächeln bringt.

Sollte es in der Liebe irgendwann nicht mehr so gut oder mit voller Kraft klappen, liebe Männer, greift nicht gleich zur Tablette, sondern geht lieber dreimal in der Woche joggen, und ergänzt euer Training dazwischen mit Muskelaufbau durch Gewichte. Euer Testosteronspiegel wird es euch danken und bald für neue Manneskraft sorgen.

Sage dir also: »Die Quelle zur Erhaltung meiner Gesundheit und Liebeskraft liegt in mir, und ich nutze grundsätzlich erst einmal diese Ressourcen.«

Diese unterliegen der Natur bzw. ihren Gesetzen, egal, ob es sich um energetische Übungen oder eine neue konstruktive Geisteshaltung handelt, und sie kosten nicht viel. Sollte es wirklich notwendig oder angemessen sein, solltest du natürlich ohne zu Zögern deinen Heilpraktiker oder Arzt aufsuchen.

Ich habe mir diese Grundsätze schon vor vielen Jahren angeeignet, nachdem ich von dem unglaublichen Potenzial energetischer

Methoden zur Stabilisierung der Gesundheit in einer persönlichen Angelegenheit selbst eindrucksvoll überzeugt wurde.

Deine intuitive Kraft, dein Maß an Kreativität und Lebensenergie sowie deine Fähigkeit, diese Komponenten zur Steigerung deiner Vitalität und Liebeskraft zu nutzen, bestimmen also deine Attraktivität und deine Jugendlichkeit. Nun kennst du hierfür die nötigen sechs Schritte und entsprechende wirkungsvolle Methoden. Lasse uns nun zu einigen wertvollen Übungen kommen, die dir zusätzlich helfen werden, dieses Programm zu verinnerlichen.

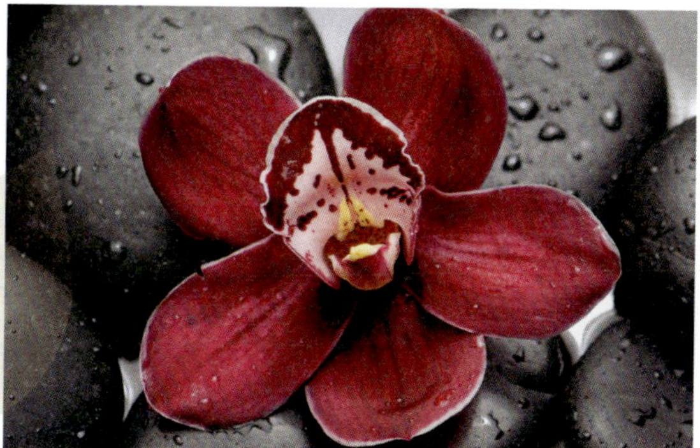

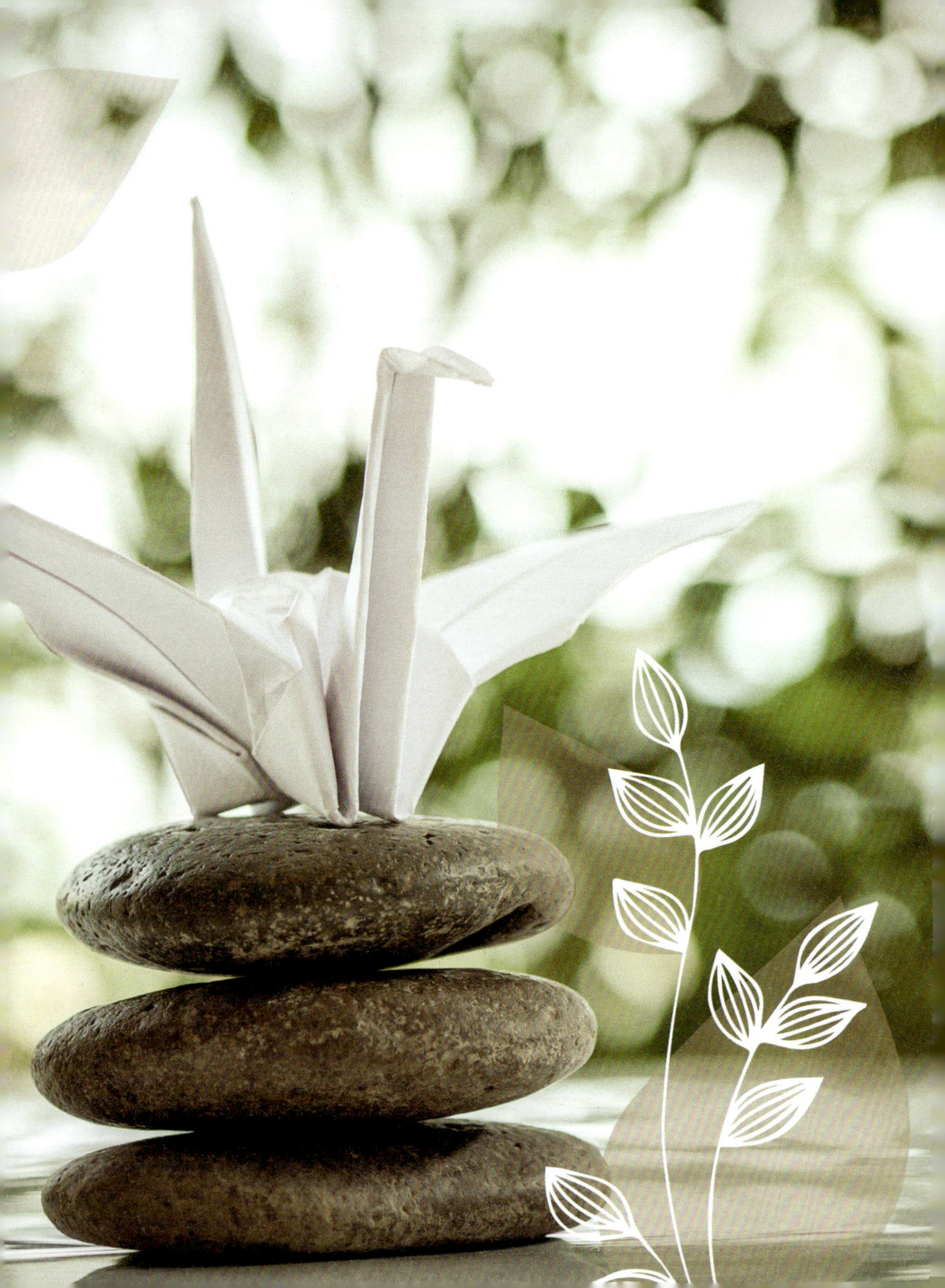

Übungen für deine tägliche Praxis

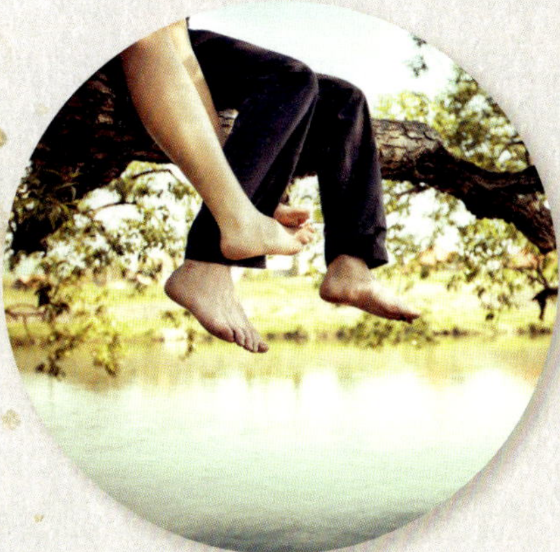

Die folgenden Übungen werden dir helfen, das bisher Gelernte umzusetzen und zu vertiefen. Führe sie so oft wie möglich durch, bzw. suche dir aus diesem Repertoire diejenige Übung aus, die deine Fähigkeiten vertieft, die du aktuell benötigst oder die dir in besonderem Maße Wohlbefinden schenkt.

Steigere deine Attraktivität mittels Intuition

In Schritt 3 hast du gelernt, wie du als Empfänger und Sender intuitiver Impulse deinen Traumpartner finden kannst. Nun möchte ich dir zeigen, wie es möglich ist, gezielt Attraktivität zu »intuitieren«, was dir in vielfältiger Hinsicht von Vorteil sein wird. Du kannst diese Fähigkeiten nutzen, wenn du generell deine Ausstrahlung verbessern willst oder auch etwa, um in Bewerbungsgesprächen auch in fortgeschrittenem Alter mit deiner Persönlichkeit zu überzeugen und die gewünschte Stelle zu bekommen.

Erinnerst du dich noch an die beispielhafte Affirmation für sexuelle Anziehungskraft? »Ich bin aufgrund meines begehrenswerten Körpers und meiner wunderbaren Sympathie ein Magnet der Liebe.«
Du kannst diese oder deine eigene bereits von dir visualisierte kraftvolle Aussage direkt für die hier beschriebene Übung nutzen, wenn du gezielt deine Attraktivität in Sachen Liebe erhöhen willst.

Ist es hingegen dein Wunsch, attraktiv für einen neuen Arbeitgeber oder eine andere Aufgabe zu sein, dann gehe wie folgt vor:

Notiere in kurzen Sätzen dein Bild davon, wie du in deiner Bewerbung und einem potenziellen Gespräch wirken möchtest. Nehmen wir an, du bewirbst dich als Assistentin der Geschäftsführung. Dann könntest du Sympathie, Freundlichkeit, Zuverlässigkeit, Effektivität und konstruktive Zusammenarbeit visualisieren. Stelle dir vor, wie sich dein Chef bei dir für deine gute Unterstützung bedankt und froh ist, dich zu haben. Er freut sich, dass gerade er dich neben vielen anderen potenziellen Arbeitgebern für sein Unternehmen gewinnen konnte. Ja richtig, du hattest nämlich aufgrund deiner einzigartigen Persönlichkeit und Fachkompetenz zahlreiche Einladungen zu Gesprächen erhalten und konntest auch in diesen mit deinem Auftreten und deiner Ausstrahlung überzeugen.

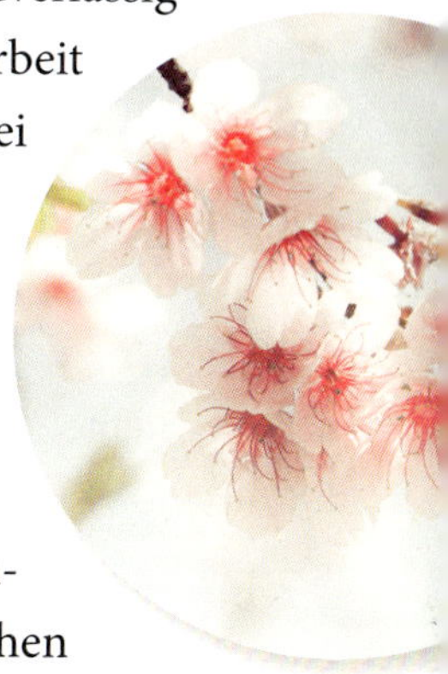

Lasse während der Niederschrift dieses Bildes ein tiefes positives Gefühl in dir entstehen. Dann formuliere wieder einen Satz, etwa: »Ich bin eine Quelle der Attraktivität für neue Arbeitgeber und erhalte Jobangebote im Überfluss.«

Nun hast du ein Bild, eine Affirmation und das damit verbundene energetische Bewusstsein für dein Anliegen. Entscheidend ist nun, dass du zunächst deinen Kopf von allen Gedanken befreist und in die Stille kommst. Dann bist du auf Empfang. Du kannst diese Ruhe jederzeit herbeiführen und dabei immer stärker deine feinstofflichen Bereiche wahrnehmen, insbesondere deinen dich direkt umgebenden Ätherkörper. Dir wird zunehmend bewusst, dass du mehr bist als nur dein physischer Körper. Je tiefer diese Erfahrung wird, desto mehr erschließt du dir großes Potenzial und völlig neue und spannende Dimensionen deiner persönlichen Entwicklung.

Um auf Empfang zu gehen, stehe nun, wie in Schritt 2 beschrieben, schulterbreit, und lasse deine Arme und Hände mit leicht gestreckten Fingern locker herunterhängen. Schließe die Augen. Der Kopf ist aufgerichtet. Fühle deine Verbindung zum Himmel und das aufkommende Energiegefühl in deinen Händen und dann im ganzen Körper. Lasse das sich ausbreitende Energiefeld wieder durch dein Kronenchakra über deinen Kopf hinauswachsen, und begib dich in deiner Vorstellung in das darüber entstehende Energiefeld hinein. Genieße die Gedankenleere darin, und spüre das angenehme Gefühl in dir. Stelle dir vor, wie du jetzt wieder über dein Gehirn und über dein gesamtes Wesen mit dem kosmischen Raum verbunden bist. Dir fließen nun die Weisheit des Universums und alle notwendigen Informationen und Gelegenheiten für dein Anliegen zu. Mache dir nun deine Affirmation bewusst, verbinde dein Bild damit, und spüre die spezifische Energie. Frage nun: »Was kann ich hierfür tun?«

Versuche jetzt nicht, zu denken, um Antworten zu erhalten. Wenn sich dein Verstand einschalten sollte, richte deine Aufmerksamkeit erneut auf deine Frage und insbesondere das energetische Gefühl. Dein Verstand wird sich bald zurückziehen und den Kanal für deine intuitiven Einfälle frei machen.
Erwarte aber auch hier keine sofortigen Antworten, denn du würdest deinem denkenden Geist durch Gedanken wie »Was kommt jetzt?« wieder ein Hintertürchen öffnen. Nimm einfach wahr, ohne etwas erreichen zu wollen.

Versuche, möglichst lange in dieser guten energetischen Verfassung und mit deiner Wahrnehmung im Energiezentrum oberhalb deines Kopfes zu bleiben. Dieser Zustand hat eine bedeutende positive Wirkung auf dein Wohlbefinden und deine Vitalität. Optimal wäre es, wenn du bis zu einer Stunde in diesem Empfinden verweilst, da du dadurch den Zugang zu deiner Intuition immer weiter öffnest und festigst. Gehe aber auch hier nach deinem Gefühl vor, und steigere dich einfach mit der Zeit.

Zur Beendigung der Übung richte deine Wahrnehmung auf deinen physischen Körper, spüre in diesen hinein, und öffne dann langsam wieder deine Augen, um ins Tagesbewusstsein zurückzukehren.
Auch in dieser Übung werden Ideen und Handlungsimpulse innerhalb weniger Stunden oder Tage in dein Bewusstsein gelangen.

Sei gewiss, sie werden kommen, denn du bist auf der richtigen Frequenz auf Empfang gegangen. Auch entsprechende Situationen und neue Kontakte können sich ergeben, die du nutzen solltest.

Versuche, die energetische Wahrnehmung oberhalb deines physischen Körpers auch im Alltag und mit geöffneten Augen zu praktizieren und zu vertiefen. Mit etwas Übung wird dir das immer besser gelingen. Wenn du zum Beispiel im Wald spazieren gehst, stelle dich kurz hin, spüre, wie sich die Energie in deinem Körper ausdehnt, in dein Kronenchakra wandert und du von dort aus in Verbindung mit dem kosmischen Raum kommst. Verweile kurz in dieser Wahrnehmung, und nimm dann dein inneres Bild oder deine Affirmation hinzu. Im Anschluss richtest du deine Aufmerksamkeit auf das geistige Band zwischen dir, der Natur, den Bäumen, den Menschen und allem, was du um dich herum siehst. Stelle dir für etwa 30 Sekunden vor, wie du mit all diesen Erscheinungen verbunden bist, und fühle es.

Je besser es dir gelingt, dieses Bewusstsein der allumfassenden Verbundenheit im Alltag umzusetzen, desto öfter werden dich wertvolle Ideen und Handlungsanstöße erreichen. Vergiss nicht, diese sofort umzusetzen oder sie dir für einen späteren Zeitpunkt, an dem sie reif für die Verwirklichung sind, zu notieren.

Insbesondere, wenn du dir immer wieder die Verbundenheit mit anderen Menschen vorstellst, sie spürst und dieses Gefühl der Zusammengehörigkeit kultivierst, werden sich andere Menschen immer stärker bewusst oder unbewusst von dir angezogen fühlen und entsprechend auf dich reagieren.

Ein Beispiel gefällig? Vielleicht hast du auch schon einmal Folgendes erlebt: Du siehst eine Person, die einem Bekannten von dir sehr ähnlich ist oder dich an jemanden erinnert. Insbesondere, wenn du einen positiven Bezug zu diesem Menschen hast, bringst du nun auch dieser fremden Person automatisch eine gewisse Sympathie entgegen. Auf einmal sieht sie dich bewusst an, weil sie spürt, dass euch irgendetwas verbindet, und sie grüßt dich, als ob sie dich schon länger kennen würde. Wie kommt das? Nun, es ist die Folge deiner mehr oder weniger bewussten Aussendung von Sympathie und Verbundenheit.

Sexuelle Power wie ein Löwe

Hast du Lust, zu einem Quell lebenslanger Liebeskraft zu werden? Natürlich ohne Pillen und andere Hilfsmittel. Dann zeige ich dir, wie du deine eigenen körperlichen Ressourcen dafür nutzen kannst.

Orientiere dich dafür an einem Krafttier. Krafttiere werden in ursprünglichen Kulturen, insbesondere im Schamanismus, als Geistwesen in Tiergestalt verstanden, die als spirituelle Wegbegleiter dienen. Wir können sie symbolisch verstehen, und es gibt eine Vielzahl von Möglichkeiten, mit seinem individuellen Krafttier in Kontakt zu treten, etwa indem man es als Begleiter und Ratgeber in bestimmten Lebenssituationen visualisiert. Diesen Ansatz wollen wir auch hier nutzen.

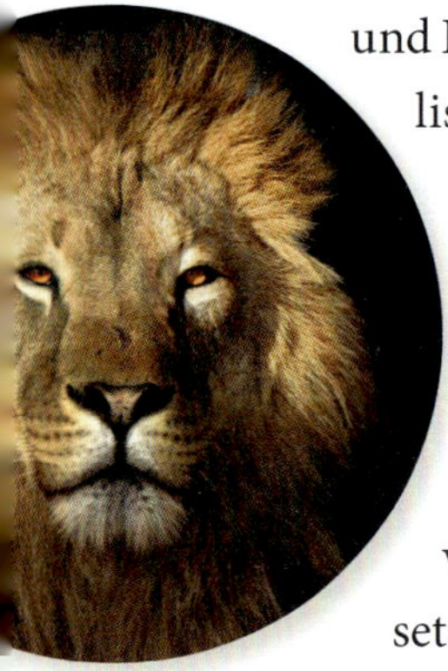

Der Löwe ist ein ganz wunderbares Krafttier, das du als Begleiter und Ratgeber ein Leben lang, zum Beispiel für den Erhalt deiner Liebeskraft, an deine Seite holen kannst. Der König der Tiere versteht es, seine Energiereserven optimal einzusetzen. Dies ist kein Wunder, denn in der Hitze Afrikas ist das für ihn als Jäger und engagiertes Rudeltier von höchster Bedeutung. Kein anderes Tier würde es zudem wagen, einen Löwen anzugreifen. Er ist sich dessen bewusst und gilt daher auch als Symbol für Autorität, Gelassenheit und Stärke.

Die sexuelle Power des Löwen steht zwar insbesondere für Manneskraft. Aber auch allen weiblichen Leserinnen wird diese Übung viel Energie schenken.
Du kannst mit ihr mittels deiner Vorstellung und energetischen Öffnung selbst etwas von der Stärke und Überlegenheit dieses tollen Tieres aufnehmen und deinen Wunsch nach Aufmerksamkeit, Hingabe und Leidenschaft ausleben. Denke aber daran, dass auch hier ein Zuviel ungesund wäre. Verausgabe dich trotz deiner neuen Power sexuell nicht, denn das würde dir unnötig Energie entziehen. Auch Löwen nehmen sich ausreichend Zeit für die Regeneration.

Mache jetzt die folgende Übung, sie besteht aus zwei Phasen. In der ersten Phase wirst du dir der Kraft deiner Mitte bewusst werden und durch Imagination dein Selbstvertrauen stärken – eine wichtige Voraussetzung für sexuelle Leistungsfähigkeit. Anschließend öffnest du in Phase zwei dein Wurzelchakra, das großen Einfluss auf deine Fähigkeit und Kraft zu lieben hat.
Das Wurzelchakra ist nach dem klassischen indischen System das unterste feinstoffliche Energiefeld und befindet sich auf der Höhe des Steißbeins, zwischen Gesäß und Genitalien.
Es befindet sich somit nach der Lehre der Daoisten etwas unterhalb deines Dantians, deiner energetischen Mitte. Nach unten hin ist es geöffnet und verbindet uns energetisch mit der Erde. Es ist unsere Wurzel und heißt auch daher Wurzelchakra. Durch seine

Lage und die direkte Ansprache des Nierenbereiches beeinflusst es unsere Sexualkraft, die nach der Lehre der Daoisten in den Nieren und Nebennieren gespeichert ist. Die Nieren gelten als der Ursprung des Lebens und gleichzeitig als Speicher unserer Grundenergie und bestimmen die sexuelle Potenz bei Mann und Frau.

Die Öffnung des Wurzelchakras hat auch hohe Bedeutung hinsichtlich der spirituellen Entwicklung eines Menschen. Entsprechend seines Namens ist das Wurzelchakra die Basis für nachhaltiges spirituelles Wachstum. Dies hängt auch damit zusammen, dass in ihm sexuelle Energie in andere Energieformen transformiert werden kann. Nicht umsonst sind Menschen mit großer Sexualkraft auch in anderen Lebensbereich oft sehr erfolgreich. Bewusst oder unbewusst transformieren sie einen Teil ihrer Liebesenergie in Unternehmungen und Projekte und das oft mit durchschlagenden Ergebnissen. Eine hohe Sexualkraft führt somit häufig zu Erfolg in allen wichtigen Lebensbereichen.

Doch nun zur Übung. Beginne mit der ersten Phase:

Suche dir zunächst einen ruhigen Platz, an dem du ungestört bist. Stelle dich wieder schulterbreit hin, und lasse deine Arme und Hände mit leicht gestreckten Fingern locker hängen. Der Kopf ist aufgerichtet, die Augen sind geschlossen. Senke ganz leicht dein Gesäß, als ob du dich hinsetzen wolltest, und gehe minimal in die Knie. Diese Stellung sollte sich ganz bequem für dich anfühlen. Stelle dir nun vor, wie ein Lot vom Himmel herunterkommt, senkrecht durch den obersten Punkt deines Kopfes geht und im Bereich des Dammbeins austritt. Deine Haltung orientiert sich an diesem Lot und ist weiterhin aufrecht und entspannt. Ebenso wie ein majestätischer Löwe, der bei voller Präsenz auch aufrecht und entspannt steht. Seine Power kommt aus seiner inneren Mitte. Auf dich trifft dies auch zu: Durch ihre Zentriertheit haben Handlungen aus deiner Mitte die größte Kraft. Deine Mitte ist deine Basis für Selbstwert und Selbstvertrauen.

Werde dir nun bewusst: Dein energetisches Zentrum, das Dantian, befindet sich etwa vier Fingerbreit unter deinem Bauchnabel und ist etwa vier Zentimeter nach innen gerichtet.
Konzentriere dich jetzt darauf, und versinke in dem Gedanken, dass alles Weitere in deinem Leben aus deinem Zentrum entsteht. Fühle hinein, was merkst du? Spürst du vielleicht ein leichtes Kribbeln? Sage dir innerlich: »Dies ist universale Energie, die mich ab sofort in meinen Bedürfnissen leiten wird und mich stark und sicher macht.« Konzentriere dich darauf, und spüre Ruhe und Gelassenheit in dir.
Vertraue auf diese Kraft und deine Fähigkeiten. Auch deine sexuelle Stärke liegt hier begründet. Du bist nun bereits allein durch deine Haltung ein Wesen voller Respekt, Selbstsicherheit und Kraft. Stelle dir wieder das Bild des Löwen vor, wie er Souveränität und Stärke ausstrahlt.

Einen Teil deiner eigenen immensen Kraft setzt du ab sofort für die Erfüllung deiner sexuellen Bedürfnisse um. Du hast volles Vertrauen in sie und nutzt sie nun für dein Ziel.
Dein Ziel ist es, voller sexueller Lust und Stärke zu sein und dies deinem Partner zu vermitteln. Konzentriere dich auf die Vorstellung, wie du dies umsetzt und deine Kraft hierfür nutzt. Stelle dir vor, wie du deinen Partner mithilfe dieser Kraft befriedigst und selbst höchste Erfüllung erfährst.

Verweile kurz in dieser Vorstellung, und mache weiter mit Phase zwei:
Lasse die Augen geschlossen, und fühle nochmals in dein Dantian. Atme dreimal langsam durch die Nase tief ein und aus, und lenke dabei deine Aufmerksamkeit auf deinen Atem. Nimm deinen Atemstrom wahr, wie er beim Einatmen durch deine Nase, deinen Hals, deine Brust bis unterhalb deines Dantians in das Wurzelchakra und beim Ausatmen den gleichen Weg zurückfließt. Spüre, wie angenehm sich das anfühlt.
Nun spanne den Bereich um dein Wurzelchakra, das sind die Damm- und Aftermuskeln, dreimal hintereinander kurz an, ohne dabei zu atmen.
Atme wieder ganz normal, und verlagere deine Wahrnehmung nun auf dein inneres Energiefeld. Versuche, dieses in deinem Körper wahrzunehmen. Es wird nun zusätzlich aktiviert.

Atme wie zu Beginn wieder dreimal tief ein und aus, und spüre anschließend, wie die dadurch entstehende Energie ausgehend von deinem Wurzelchakra langsam deinen Körper hinauf strömt. Spanne nun, ohne zu atmen, erneut den Bereich deines Wurzelchakras dreimal an.

Atme wieder ganz normal, und nimm den Energiefluss wahr, der allein durch die An- und Entspannung deiner Damm- und Aftermuskeln ausgelöst wurde.

Wiederhole diesen Vorgang etwa vier Minuten lang. Stelle dir zuletzt vor und spüre, wie eine Energiewelle von deinem Wurzelchakra bis über deinen Kopf hinaus aufsteigt. Genieße das Gefühl noch etwas. Öffne dann die Augen, und komme wieder ins Tagesbewusstsein zurück.

Diese Übung wird dir dank der Imagination des Krafttieres Löwe bei regelmäßiger Praxis helfen, zunehmend Selbstbewusstsein für mehr Attraktivität und sexuelle Power aufzubauen sowie deine Lebensenergie grundlegend zu steigern. Durch die Öffnung und Aktivierung deines Wurzelchakras kannst du den Energiefluss enorm anheben und deine Liebesfähigkeit ein Leben lang erhalten.

Wecke die Lust in dir und deinem Partner

Jeff ist ein Freund von mir, selbst Buchautor und »Werbegesicht« eines großen Privatsenders für eine Partnerplattform. Der gebürtige Niederbayer ist dafür bekannt, wie er sich in einem Spot rekelnd aus dem Bett einer Schönen erhebt, in seine Klamotten schlüpft und von der Holden mit der Frage verabschiedet wird: »Musst du schon gehen – Mark?« Darauf seine zurechtweisende Antwort: »Jeff, ich heiße Jeff!«

Jeff hat mir als unbestrittener Flirtexperte und erwiesener Womanizer die nachfolgenden Anregungen an die Hand gegeben. Sie enthalten ein paar wichtige Parameter und Tipps dazu, wie du die Lust in dir und deinem Partner steigern oder wieder neu erwecken kannst. Da du selbst damit üben solltest, beschließe ich die Beschreibung mit einer kleinen Aufgabe für dich, sodass du deine Erkenntnisse ab heute spürbar zum Wohle eurer Partnerschaft einsetzen kannst. Manche dieser Impulse mögen dir vielleicht banal erscheinen, doch leider werden gerade die banalen Maßnahmen wie die notwendigen und von Frauen so häufig gewünschten Streicheleinheiten – bevor man als Mann zur Sache kommt – von den Männern häufig vernachlässigt. Daher ist es vielleicht höchste Zeit, ein paar grundlegenden Regeln zur Entfachung der Lust wieder mehr Beachtung zu schenken. Doch lassen wir nun Jeff zu Wort kommen:

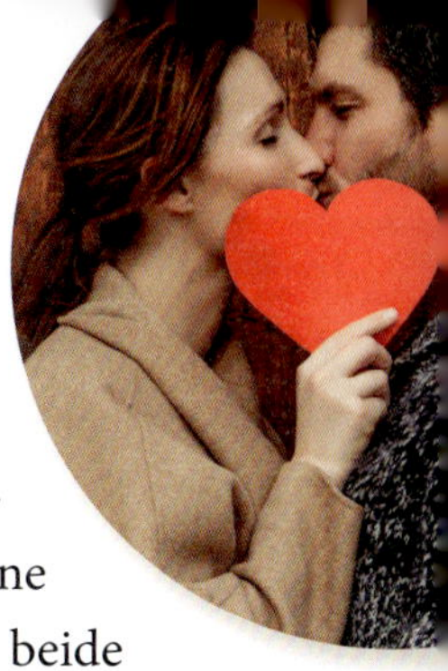

»Mache dir zunächst klar, dass alles, was für einc erfüllende Beziehung und zur Steigerung des sexuellen Verlangens wichtig ist, in dir selbst liegt. Dieses Bewusstsein sollte auch deinem Partner vermittelt werden, z. B., indem du ihm deine Erfahrung und Einstellung dazu schilderst. Für beide Partner ist es gleichermaßen bedeutsam, mit sich selbst im Einklang und zufrieden zu sein und sich selbst gut zu finden. Dafür muss man immer wieder und gezielt an sich arbeiten. Andernfalls gewinnt der innere Schweinehund rasch die Oberhand, und negative Gewohnheiten stellen sich ein. Bald wirkt man dann nach außen hin energielos, träge und faul, der Abbau wird mit zunehmendem Alter schneller ersichtlich, und man fühlt sich selbst nicht mehr attraktiv. Das merkt natürlich auch der Partner oder eine andere Person unserer Wahl. Daher muss man sich körperlich und auch geistig weiterentwickeln und das Erreichte pflegen. Radfahren, Fitnessstudio, Yoga, Kampfsport etc. helfen, die Muskeln zu bewegen und den Energiefluss zu steigern. Danach fühlt man sich einfach immer gut und weiß, dass man etwas für sich, sein Selbstbewusstsein und auch die persönliche Attraktivität getan hat.

Anfangs will einen verstärkt der bereits genannte innere Schweinehund davon abhalten, jeden zweiten Tag ins Fitnessstudio zu gehen, aber probiere es selbst aus: Wenn du gerade gar keine Lust hast und gehst erst recht, dann wirst du sehen, dass du hinterher froh darüber bist und du auf einmal Bäume ausreißen könntest. Präge dir dieses Gefühl gut ein, und lasse es beim nächsten Mal wieder aufkommen, wenn du nicht in den Gang kommen solltest oder vor der Wahl ›Fitness oder eine große Pizza‹ stehst. Spüre schon vor dem Training, wie gut du dich danach fühlen wirst, und male dir natürlich auch die damit verbundenen Vorteile aus. Yoga finde ich klasse, und ich bewundere die unglaublich schön anzusehenden Asanas der verschiedenen Stile. Allein schon beim Betrachten der schick gekleideten weiblichen Yogis mit ihrer Anmut und körperlichen Ausstrahlung kommt schon richtig viel herüber. Männer, probiert doch auch einmal Yoga mit all seinen herrlichen Facetten aus, und spürt selbst den hohen Wert für die Gesundheit und für potenzielle neue Bekanntschaften.

Wenn du längere Zeit Yoga oder auch Fitnesstraining betreibst, wird es mit hoher Wahrscheinlichkeit Rückmeldungen von anderen Menschen geben, denen Veränderungen an dir auffallen und die dich sogar bewundern, positives Feedback also. So wirst du natürlich insbesondere für diejenigen interessanter, die selbst das Bedürfnis nach körperlicher Attraktivität in sich tragen. Ein selbst verschuldet dicker Mensch wird dir daher eher seltener Komplimente machen, denn er ist sich häufig gar nicht mehr im Klaren darüber, dass er das Ruder selbst in der Hand hält und nur radikal seine Einstellung ändern und seine Disziplin erhöhen müsste.

Sämtliche positive Rückmeldungen von anderen stärken verständlicherweise das Selbstbewusstsein und motivieren weiter. Bleibt man dran, kommt immer mehr Feedback, die entsprechende positive Außenwirkung hat sich eingestellt. Du merkst das daran, dass du das Gefühl hast, bei deinen Kontakten ›offene Türen einzurennen‹ oder die Likes und Kommentare bezüglich deines Auftritts in den sozialen Medien in die Höhe schnellen.

Wenn nun beide Partner beginnen, ihre körperliche Attraktivität zu steigern, bewirkt dies nahezu Wunder. Die Beziehung zueinander verändert sich, frischer Wind kehrt ein, und man gewinnt wieder mehr Achtung und Respekt füreinander, vielleicht auch, weil der ›Marktwert‹ beider Partner steigt. Die Lust auf den anderen wächst. Wenn dann die Frau noch Kleidung in der neuen Konfektionsgröße anzieht oder auf einmal längst in Vergessenheit geratene Dessous hervorholt, ist diese Lust nicht mehr zu bremsen. Natürlich sollte man sich in der Partnerschaft generell ›ganzheitlich‹ anziehend finden, und auch Körperpflege sollte eine Selbstverständlichkeit sein. Doch um die Lust in der Partnerschaft zu wecken und zu erhalten, sollte man zudem nicht nur den Körper rein halten, sondern auch den Geist. Negatives Gedankengut sollte verbannt werden, es hilft nicht weiter und wirkt oft absolut abtörnend. Wenn man persönlich in einer Misere steckt, muss man sich natürlich entsprechend darum kümmern oder auch sein Mitgefühl in entsprechender Weise zeigen, sich gegenseitig unterstützen

und aufbauen. Aber lasse dich nicht über ein gebührendes Maß hinaus auf die vielen schlechten Nachrichten in unserer Welt ein, egal, ob ›Fake News‹ oder Wahrheit. Sie belasten dich nur, und du spiegelst deine innere Einstellung in deiner Kommunikation wider. Du bringst energetisch nichts Positives damit herüber.
Wenn du dir einmal den Unterschied veranschaulichen willst, dann lenke bei einem sinnlichen Zusammensein, z. B. bei einem Candle-Light-Dinner, das Thema von einem tollen Urlaubserlebnis in Richtung Politik. Gerade hat dir deine Angebetete bzw. dein Angebeteter noch voller Freude und Erregung von der tollen Stimmung und ihrem bzw. seinem eindrucksvollen Erlebnis an der Strandbar erzählt und dich dabei mitgerissen, was euch beide über eure Begeisterung näher zueinander geführt hat, da kommst du nun mit den aktuellen Berichten aus der Tageszeitung.
Schnell spürst du die Veränderungen im energetischen Gefühl und in eurer Verbindung, wenn du so sprichst. Der Blick deines Gegenübers senkt sich vielleicht, der Gesichtsausdruck verdüstert sich. Wie schade! Du merkst förmlich, wie sich das herannahende prickelnde Erlebnis, das du dir für den Anschluss an euren Restaurantbesuch ausgemalt hast, zusammen mit deiner Vorfreude darauf in die Ferne aufmacht.
Prüfe also: Bist du noch auf Kurs, oder verändert sich die konstruktive Energie in der Kommunikation zwischen dir und deiner neuen Bekanntschaft allmählich?
Oder anders gesagt: Pflege dein Gedankengut.

Mit dem Wissen aus diesem Buch bist du bestens gerüstet und wirst aus einem netten Flirt und einem romantischen Dinner mit hoher Wahrscheinlichkeit mehr machen. Wichtig ist dabei insbesondere für Männer, der Angebeteten fortwährend Wertschätzung, ehrliche Aufmerksamkeit und Bewunderung zukommen zu lassen, und das selbstverständlich nicht nur, weil man(n) gerade das Eine will. Beim Aufbau einer Beziehung musst du deiner neuen Liebe zeigen, wie wichtig er/sie für dich ist. Habe auch Verständnis, wenn deine Partnerin abends gestresst von der Arbeit nach Hause kommt und mit dir sprechen möchte. Frauen wollen im Gegensatz zu Männern, die dann eher Ruhe suchen, gern über ihre emotionalen Themen reden. Sie kommunizieren also anders und wollen, dass man entsprechend auf sie eingeht.

Schon beim ersten Blickkontakt sollte dir dies als Mann bewusst sein. Die Kommunikation erfolgt bereits über die Augen. Versuche über Empathie Sympathie aufzubauen und die Gefühle des anderen zu erkennen. Aufmerksamkeit ist das Wichtigste, und du vernimmst vielleicht rasch das Funkeln in den Augen deines Gegenübers. Diesem solltest du als Mann im ersten Schritt viel mehr Bedeutung schenken als der vielleicht strammen Reaktion in deiner Hose.

Jedes Signal von Verständnis und Einfühlungsvermögen sowie jegliche Gemeinsamkeiten haben einen stimulierenden Effekt. Zusätzlich fördern sinnliche Erlebnisse die Lust. Überlege dir also gut, wo ihr euch zum ersten Treffen verabreden wollt: Ein eher bieder wirkendes Bistro oder ein stilvolles, romantisches Restaurant mit ruhigen, kuscheligen Ecken und anregender Musik? Ist es dann soweit, und ihr seid nach einem sinnlichen Abendessen bei dir oder deinem Partner zu Hause, dann denke als Mann daran, dass die meisten Frauen Streicheleinheiten lieben, noch bevor ein sexueller Körperkontakt zustande kommt. Streicheln, Umarmen und Küssen sind also wichtig. Erst wenn die Bereitschaft deiner Prinzessin vorhanden ist, lasse deiner Lust und Kreativität freien Lauf. Berücksichtige jedoch dabei und lote aus, wo die Grenzen liegen, und gehe trotz deiner Führungsrolle auf die Bedürfnisse deiner Partnerin ein.

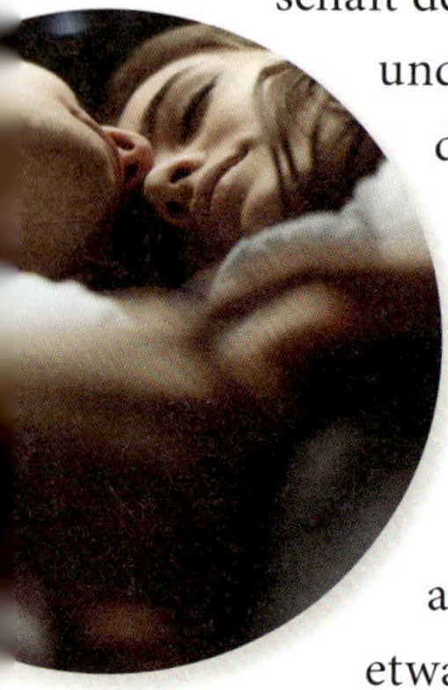

Zudem gilt: Auch nach einer heißen Nacht sind nette Gespräche angesagt, oder auch, dass man am Morgen einfach aneinandergeschmiegt noch etwas liegen bleibt. Ein netter Dialog wirkt in jeder Situation anziehend, und miteinander zu reden, ist in jeder Beziehung sehr, sehr wichtig. Merke dir dies ebenso wie den Namen deines Partners, rät augenzwinkernd dein Jeff.«

Von Jeff hast du erfahren, wie man die Lust in sich selbst und dem Partner steigern kann. Als Übung empfehle ich dir nun, in einem kleinen Plan auf Grundlage des Gelesenen fünf Aktionen niederzuschreiben und diese solange bewusst umzusetzen, bis sie für dich selbstverständlich geworden sind. Du könntest zum Beispiel heute deine Freundin anrufen und ihr sagen, dass du ab sofort mit zum Yoga gehst. Oder sind dir Bauch, Beine und Po besonders wichtig? – Los gehts. Als Mann könntest du dir vornehmen, bewusst mehr auf die Bedürfnisse deiner Partnerin einzugehen, dich mehr mit ihr darüber auszutauschen, was sie zum Beispiel im Beruf emotional beschäftigt. Oder du streichelst sie von nun an einfach öfter liebevoll vor dem Einschlafen, ohne dass du gleich die Absicht verfolgst, mit ihr intim zu werden.

Schreibe jetzt fünf Aktionen auf, und setze sie alle um, bis sie zur Gewohnheit geworden sind:

Mein 5-Punkte-Plan:

Aktion 1:

Aktion 2:

Aktion 3:

Aktion 4:

Aktion 5:

Verwandle negative Glaubenssätze

Zu Beginn dieses Buches hast du erfahren, dass du auch mit über 40 der Mensch sein kannst, der du zu sein »wagst«. Schon mit der Umsetzung der ersten Handlung des 6-Schritte-Programms hast du gezeigt, dass du bereit bist, hierfür auch einmal deine Komfortzone zu verlassen. Du bist dir bewusst: Es gibt keine Beschränkungen außer jene, die du dir selbst auferlegst. Als Mutter liegt nun vielleicht die Erziehung deiner Kinder hinter dir, diese sind mittlerweile selbstständig und gehen ihre eigenen Wege. Du möchtest nun in die nächste Lebensphase eintreten und diese mit all ihren Möglichkeiten genießen und auskosten.

Natürlich ist es schön, wenn du dies auch weiterhin gemeinsam mit deinem Partner tun kannst. Ich meine, gut funktionierende, dauerhafte Beziehungen haben in unserer schnelllebigen Zeit einen besonders hohen Wert und sollten wahrhaft behütet werden. Liebe und neues Feuer im Herzen müssen also nicht erst durch neue Reize, sprich neue Beziehungen, entstehen. Sie können ebenso aus der Steigerung der eigenen intuitiven Kraft und Kreativität erwachsen. Daher solltest du dich nun in den nächsten vier Wochen mit der Niederschrift deines optimalen Tages aus Schritt 1 intensiv beschäftigen, bis du sie verinnerlicht hast. Ergänze sie, visualisiere deine Affirmationen, und formuliere sie gegebenenfalls weiter aus, bis deine Beschreibung ein perfektes Abbild dessen

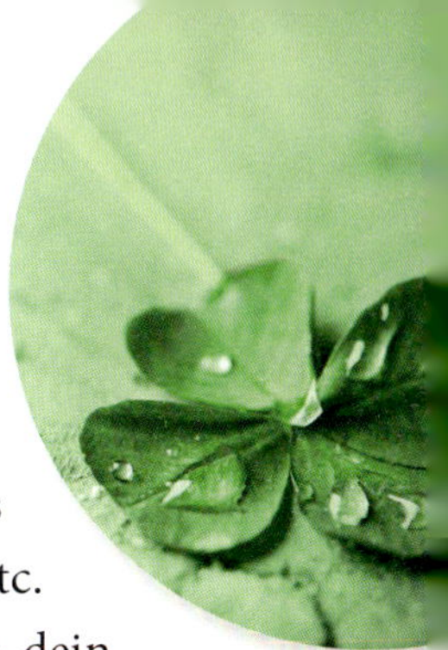

geworden ist, was dich geistig bewegt. Es sollte für dich deine eigene kleine, glückliche Welt werden. Selbstverständlich kannst und wirst du dich auch weiterhin mit dem beschäftigen, was in der Außenwelt los ist, in der Politik, Umwelt etc. Du bist aber gelassener geworden, denn du weißt, dein Filter ist auf das ausgerichtet, was dir zu deinem persönlichen Glück verhilft.
Setze dich daher am besten morgens gleich nach deinem ersten Kaffee mit deinem Notizblock oder Tablet in eine möglichst ruhige Ecke, und reflektiere oder bearbeite deinen Traumtag. Mache dies zu deiner täglichen Übung, bis sie zur lieb gewonnenen Gewohnheit geworden ist. Nutze deine Aufzeichnungen darüber hinaus jederzeit dazu, Kraft aus ihnen zu gewinnen, beispielsweise, wenn du einmal schlechte Laune oder Zweifel hast. Lies sie dann durch, fühle in sie hinein, und spüre, wie es mit deiner Stimmung gleich wieder bergauf geht. Du wirst sehen, wie dich diese Routine enorm weiterbringen wird.

Ich selbst habe mit der Beschreibung meines Traumtages vor einiger Zeit während eines Urlaubs in Spanien begonnen. Gleich morgens nach meinem Fitnesstraining und einem gesunden Frühstück habe ich mich mit Blick auf das Meer in den Liegestuhl gesetzt und an meinen Aufzeichnungen gearbeitet. Die energiegeladene Umgebung sorgte zusätzlich dafür, dass ich bereits bei der Formulierung ein tief greifendes Gefühl verspürte. Dadurch konnte ich so lebhaft formulieren, als würde ich ein Drehbuch für einen großen Hollywood-Klassiker schreiben. Seit diesem Zeitpunkt habe ich meine Aufzeichnungen jeden Morgen reflektiert und ergänzt. Zusätzlich mache ich dies, wenn ich einmal in schlechter Stimmung bin oder Zweifel an meinen Projekten habe. Es dauert dann keine fünf Minuten, und ich bin wieder auf Kurs.

Wenn du dieser Anleitung folgst, egal, ob du es tust, um deine Attraktivität zu steigern oder um Anliegen in anderen Lebensbereichen umzusetzen, solltest du wissen und darauf vorbereitet sein, dass es immer wieder negative Gedanken und Zweifel geben wird, die in dir aufsteigen wollen. Es ist dann wichtig, diesen keine Chance zur Formation zu geben und sie sofort im Keim zu ersticken.

Stelle es dir so vor: Du bist inzwischen von Liebe und Begeisterung durchflutet und hast neues Feuer in deinem Herzen entfacht. Doch auf einmal kommen Negativität und Zweifel auf, die sich in dir ausbreiten und dieses Feuer wieder löschen wollen. Dieser Umstand ist ganz normal und der Grund, warum viele Menschen einen neuen faszinierenden Weg, der vielleicht aus einer plötzlichen Idee heraus entstanden ist, nicht weiter verfolgen und sich selbst ausbremsen. Deine wichtige Aufgabe ist es daher, eine solche Stimmung, bereits, wenn sie aufkeimt, zu vertreiben, indem du dich sofort wieder auf deine Ziele konzentrierst. Lies also deine Affirmationen, lerne vielleicht die wichtigsten auswendig, und kontere jeglicher aufkommenden Negativität, indem du deine Affirmationen mindestens fünfmal laut sprichst, gegebenenfalls auch laut schreist. Diese Vorgehensweise hilft dir, dein neues Feuer weiter zu schüren. Und glaube mir, wenn ich eines gelernt habe, dann, dass, sich täglich 15 Minuten mit der Niederschrift für den idealen Tag zu befassen und sich auf diese Weise mittels der eigenen Gedanken die individuelle Realität zu schaffen, zur Zielerreichung hundert Mal mehr bringt als sechzehn Stunden verbissene Arbeit täglich. Wenn du so vorgehst, wird der ideale Weg zur Erfüllung deiner tiefsten Bedürfnisse dich finden, ohne dass du dich jemals wieder dafür abstrampeln musst. Dein inneres Feuer hat dann ewigen Bestand, stärkt dich in deiner Liebe und macht dich zu einem faszinierenden Menschen.

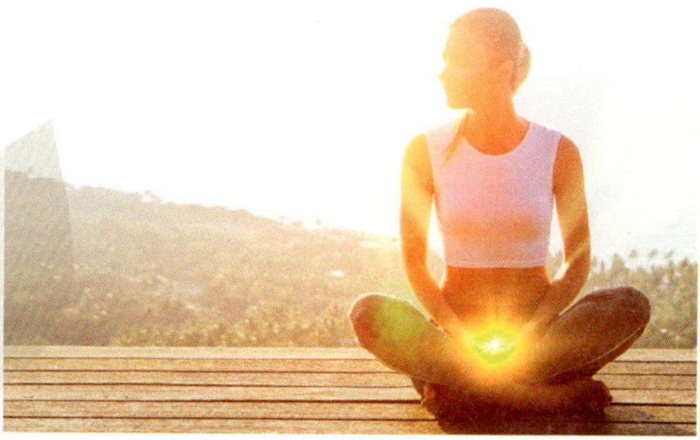

Steigere deine Einfühlungskraft

Im Verlauf dieses Buches habe ich betont, wie wichtig eine hohe Einfühlungskraft ist. Ja, in der Empathie liegt geradezu ein Schatz verborgen, der in der Kommunikation von den wenigsten Menschen bewusst gehoben wird. Gerade in unserer heutigen Zeit, wo sich das Rad immer schneller dreht und soziale und vor allem persönliche Kontakte aufgrund ständiger Aktivitäten und Zeitknappheit immer kürzertreten müssen. Die Menschen sind immer weniger in der Lage, sich gegenseitig Verständnis und Aufmerksamkeit zu schenken.

So kann man beobachten, dass bestimmte grundsätzlich positive Äußerungen aus der alltäglichen Kommunikation zu Standardfloskeln geworden sind. Zum Beispiel an der Kasse im Supermarkt: Mit etwas Beobachtungsgabe und Einfühlungskraft kannst du gut erkennen, ob sich der Kassierer überhaupt für dich interessiert, ob er gut geschult worden ist und ob er über natürliche Empathie verfügt und diese zum Ausdruck bringt, auch wenn schon die nächsten fünf Kunden in der Schlange hinter dir warten.

Überlege, wer bei dir einen besseren Eindruck und vielleicht sogar ein gutes Gefühl in dir hinterlässt: ein Kassierer, der dich mit einem flüchtigen »Hallo« kaum oder gar nicht ansieht und deine Waren wie im Zeitraffer über den Scanner schiebt, sodass du kaum noch mit dem Verstauen hinterherkommst. Oder vielleicht ein geschulter Mitarbeiter, der dir immerhin am Schluss noch ei-

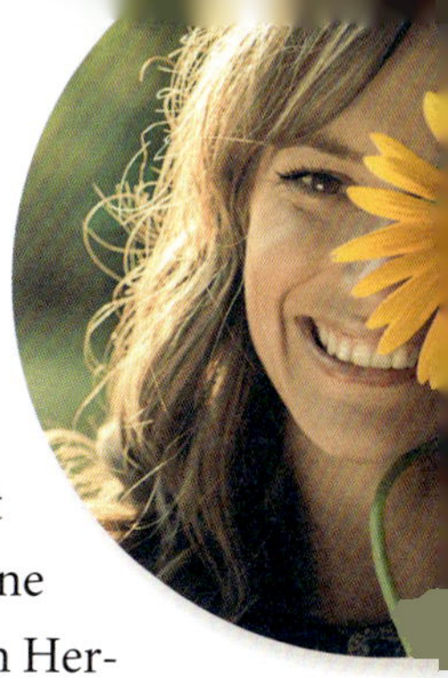

nen schönen Tag wünscht. Und wie wäre es mit einem Kassierer, der dir insgeheim für deinen Einkauf dankt, weil du schließlich seinen Lohn bezahlst? Er lässt dich dies spüren, sieht dich mit einem kleinen Lächeln an und macht vielleicht eine nette Bemerkung. Am Schluss wünscht er dir von Herzen einen schönen Tag und bedankt sich für deinen Einkauf. Spürst du den Unterschied?

Das letztgenannte Beispiel ist heutzutage wohl eher die Ausnahme als die Regel. Dabei ist Empathie heute wichtiger denn je für ein erfolgreiches Zusammenleben, denn sie wirkt sich auf deine Partnerschaft, deine sozialen Kontakte und auch deinen Erfolg im Beruf aus. Du kannst mit einer hohen Einfühlungskraft das Handeln anderer Menschen besser verstehen und sogar vorhersagen, was natürlich gerade beim Aufbau von Erstkontakten und Beziehungen hilfreich ist.

Die nachfolgenden Impulse sollen dich deshalb dabei unterstützen, deine Einfühlungsgabe wiederzuentdecken und sie möglichst zu einem wertvollen Persönlichkeitsmerkmal werden zu lassen. Andere Personen werden dann in verschiedenen Situationen über dich sagen: »So ein toller Mensch! Er ist attraktiv und hat wirklich Charakter.«

Hierzu habe ich dir die nachfolgende 9-Punkte-Liste erstellt, die deine Einfühlungskraft steigert und somit auch die Fähigkeit, andere Menschen zu »lesen«, trainiert. Beginne am besten noch heute mit der Umsetzung:

1. Werde dir zunächst deiner eigenen Gefühle bewusst. Was strahlst du in deiner Kommunikation wann und warum nach außen hin aus? Verstehst du nun vielleicht besser, warum andere Menschen in ähnlichen Situationen die gleichen Emotionen äußern? Versetze dich dann in deren Rolle. Kannst du dadurch mehr Verständnis für ihr Verhalten aufbringen und nachsichtiger werden? Was könntest du an deinem eigenen Verhalten verbessern?
2. Gehe auf Menschen ohne jegliche Vorbehalte zu, und sende ihnen innerlich Liebe, indem du einfach ihr Menschsein erfühlst und ihnen im Stillen sagst: »Ich liebe dich!« Wenn du dies eine Zeit lang praktizierst, kannst du einfach auf niemanden mehr böse sein. Im Gegenteil, Menschen werden sich dir gegenüber öffnen und sich dir anvertrauen.
3. Steigere dein Einfühlungsvermögen auch, indem du andere in bestimmten Situationen direkt fragst, warum sie auf bestimmte Weise handeln und was ihnen dabei wichtig ist. Stelle diese Fragen auf ungezwungene Weise, und sei einfach neugierig, was sie erwidern. Du wirst dabei viel lernen und die Beweggründe auch auf andere Menschen und Situationen übertragen können.

4. Zeige grundsätzlich Interesse an deinen Mitmenschen, nicht nur an denjenigen, die dein Beziehungsherz höher schlagen lassen. Frage, was sie bewegt, wie sie ihr Leben gestalten und verschönern, und versetze dich in ihre Lage. Frage nicht wie viele andere Menschen floskelhaft danach, wie es jemandem geht, sondern frage mit echtem Interesse, lasse die befragte Person dies spüren, und lausche bedacht ihrer Antwort. Dies wird eure Beziehung weiter verbessern.
5. Lerne, bewusst zu beobachten und die Gesichter anderer Menschen zu lesen. Das kann richtig Spaß machen, zudem kann man auch hier einiges lernen. Gehe einmal in ein Café an einer belebten Straße, und setze dich mit Blick nach draußen ans Fenster. Nun beobachte einfach einmal die Menschen, die an dir vorübergehen: Wie eilig haben sie es? Wie begrüßen sie einander? Welche Mimik und Gestik legen sie in ihrer Kommunikation an den Tag? Was erzählen sie sich wohl? Wie laufen einzelne Passanten – aufrecht oder auffällig gebückt? Wie ist wohl ihr Tag bisher verlaufen? Was verrät ihr Gesicht darüber? Was die Körpersprache? Übe dich darin, und du wirst sehen, mit etwas Routine mehren sich die richtigen Deutungen, und deine Fähigkeit, andere Menschen zu lesen, verbessert sich immer mehr.
6. Sei in deiner Kommunikation mit anderen Menschen stets zu 100 Prozent präsent. Damit meine ich, dass du dein Gegenüber und dich selbst wahrnimmst. Dies gelingt dir besonders gut, wenn du der Körpersprache und den Worten deines Gegenübers unein-

geschränkt Aufmerksamkeit schenkst und gleichzeitig in deinen Körper gehst und bewusst dein inneres Energiefeld wahrnimmst. Auf diese Weise bist du frei von eigenen Emotionen und völlig auf den Partner eingestimmt.

7. Wenn du ganz präsent bist, kannst du wahrnehmen, ob andere Menschen dir etwas zwischen den Zeilen mitteilen wollen oder erst im zweiten Anlauf ihre wahre Motivation für ein bestimmtes Verhalten verraten. Warte hierzu einen kurzen Moment mit deiner Antwort, fühle in die kurze Stille hinein, und frage sie dann: »Ist der Umstand x tatsächlich der einzige Grund für deine Reaktion in dieser Situation?«

8. Achte darauf, dich und andere nicht zu überfordern. Vielleicht kennst du selbst Menschen, die dir mit ihrer Kommunikation sehr viel Energie rauben, etwa weil sie ununterbrochen oder nur über Negatives sprechen. Sei in diesem Fall sehr aufmerksam. Ziehe dich zurück, wenn dir die Nähe einer solchen Person zu viel wird. Gleichzeitig solltest du auch dein Gegenüber nicht überfordern. Lasse anderen ihren persönlichen Raum. Niemand möchte von jemandem, den er vielleicht gar nicht gut kennt, bemitleidet oder mit guten Ratschlägen überschüttet werden. Gehe also sensibel mit den Bedürfnissen deines Gegenübers um, und beachte seine und deine Grenzen.

9. Bleibe stets fest in dir verankert. Dies bedeutet, dir keine fremden Gefühle aufzuladen. Stelle fest, ob du möglicherweise bereits durch deine intensive Wahrnehmung fremde Gefühle spiegelst. Wenn diese ne-

gativ sind oder dir Energie rauben, ziehe dich zurück, oder distanziere dich etwas, indem du bewusst dein inneres Energiefeld fühlst.

Sieh dir diese Liste immer wieder an, und versuche, die Regeln zunehmend in deinem Alltag umzusetzen. Du wirst sehen, wie dies deine Kommunikation beflügelt und einen Mehrwert für alle Beteiligten schafft.

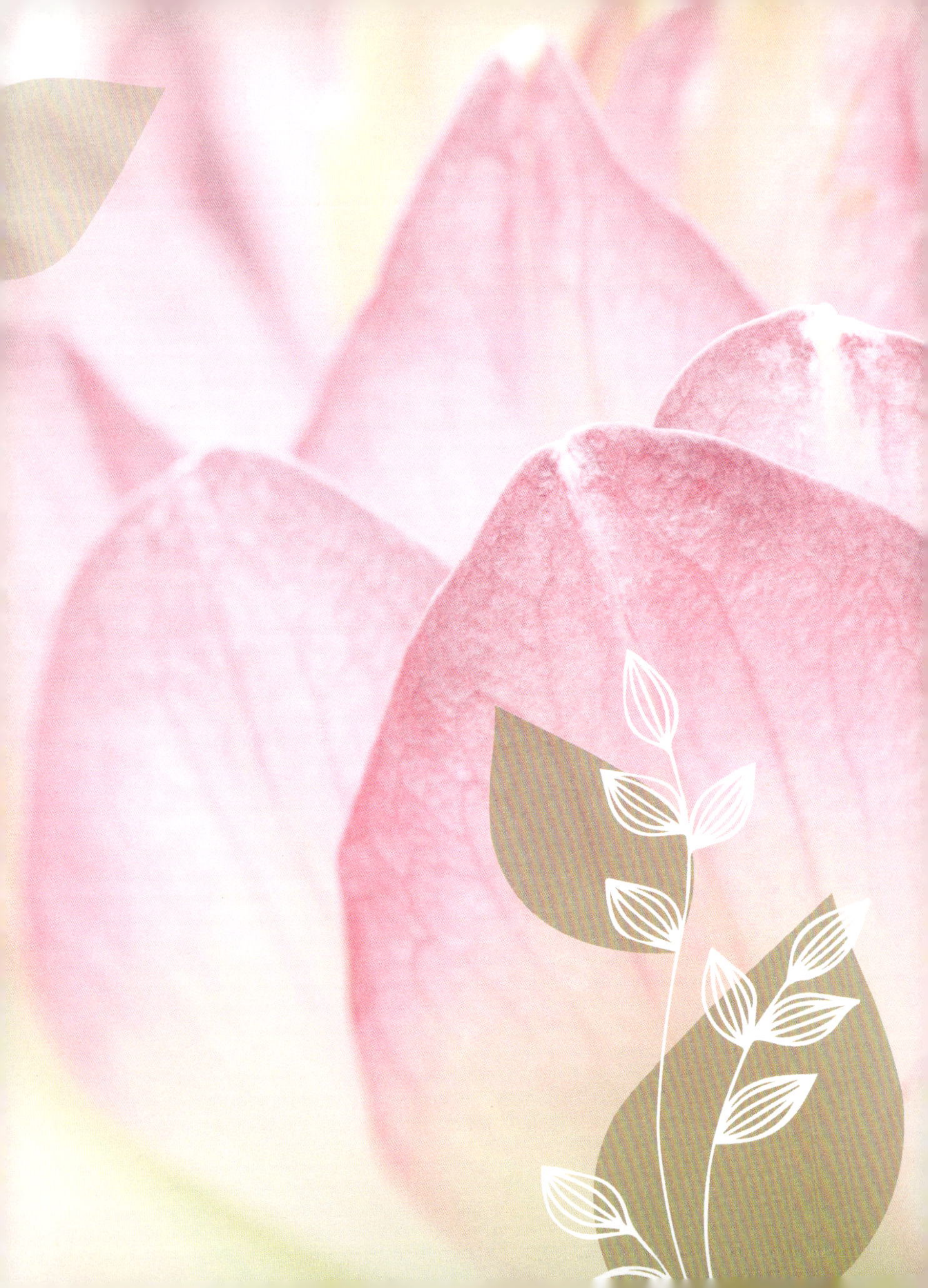

Deine neue Jugend und Attraktivität

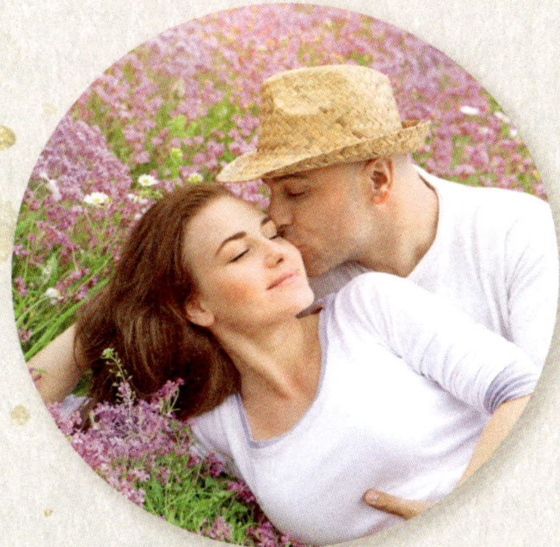

Neue Anziehungskraft in Beruf und Alltag

Im letzten Kapitel zur Steigerung der Empathie hast du gelernt, dass wir lernen sollten, ganzkörperlich wahrzunehmen, also mit unserem gesamten Wesen. Was heißt das konkret? Unser physischer Körper macht nur etwa fünf Prozent unseres gesamten Selbst aus. Wir sind viel mehr als dieser sichtbare Teil von uns und können lernen, auch die anderen 95 Prozent unseres Wesens wieder einzusetzen. Auf diese Weise können wir auch die für uns mit unseren fünf Sinnesorganen nicht sichtbare Welt besser wahrnehmen. Diese Welt macht etwa 90 Prozent der Wirklichkeit aus. Ist das nicht unglaublich? Wir könnten 90 Prozent mehr wahrnehmen, wenn wir 100 Prozent unseres Selbst dafür nutzen würden. Wenn du das Zwei-Prozent-Gesetz lebst, dich also auf deine gewünschte Wirklichkeit ausrichtest, und dann noch 90 Prozent mehr von dieser wahrnehmen könntest, wird das riesige Potenzial zur Realisierung eines faszinierenden Lebens ersichtlich.

Um unsere Anziehung auch in Beruf und Alltag zu steigern, müssen wir also in unserer Kommunikation vor allem lernen, richtig hinzuhören, eben mit unserem gesamten Wesen. Dies hilft uns, zu verstehen, was der andere wirklich sagen will, nicht nur mit Worten, sondern auch mit seinem nonverbalen, körperlichen Ausdruck und auf feinstofflicher Ebene, etwa mit seinem Emotionalkörper. In Folge können wir, egal, ob in Beruf oder Alltag, optimal darauf antworten.

Die Nutzung unseres gesamten Selbst wird möglich, wenn wir unsere Fähigkeit entwickeln, die energetische Qualität jeglicher Kommunikation zu spüren, sowie durch die damit verbundene Steigerung von Empathie und intuitiver Kraft. Mit den vorhin beschriebenen Übungen haben wir hierzu ein sehr effektives Rüstzeug erworben. Über die Öffnung gegenüber unserem ganzen Selbst und unserer intuitiven Kraft können wir Informationen in verbaler oder nonverbaler Form vollständiger aufnehmen und besser bewerten. Gleichzeitig können wir auf Sendung gehen und genau die energetische Qualität aussenden, die uns in unserem Bestreben hilfreich ist. Wir sind gefragter in allen Lebensbereichen, wenn es um neue Aufgaben, die Lösung von Problemen oder kreative Tätigkeiten geht.

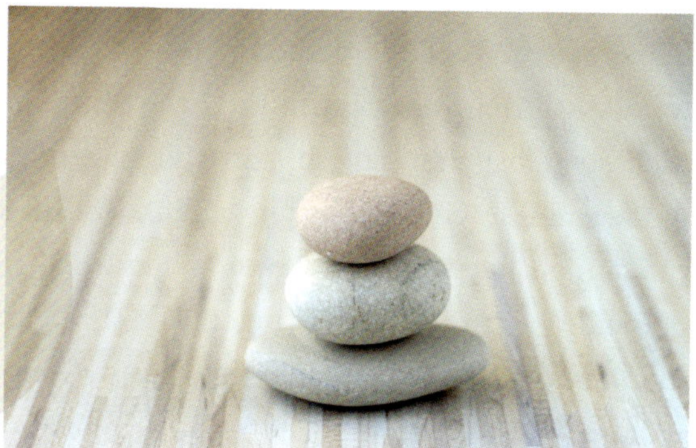

Diese Gewohnheiten halten dich begehrenswert

Nun, da du dir viel neues Wissen zum Erhalt deiner Attraktivität und eines spannenden Lebens angeeignet hast und die energetischen Übungen durchführst, ist es wichtig, dass du am Ball bleibst und nicht wieder in alte Gewohnheiten zurückfällst. Die Gefahr dazu ist jederzeit gegeben und die Versuchung groß, wenn etwa deine Freundin anruft und dich fragt, ob du mit ins Kino kommst, obwohl du heute eigentlich zum zweiten Abend des gerade begonnenen Pilates-Kurses gehen möchtest. Doch natürlich sollten die sozialen Kontakte nicht unter deinem neuen Ehrgeiz leiden, dein Austausch mit anderen Menschen wird durch deine zunehmende Attraktivität ohnehin steigen. Das ist auch gut so, denn trotz aller Annehmlichkeiten und Vorzüge, die die sozialen Netzwerke bieten, gibt ein persönliches Treffen in Fleisch und Blut uns doch am allermeisten.

Was ich empfehle, ist, dass du dir deinen Tag und gegebenenfalls deine ganze Woche in deinem Sinne strukturierst. Dies beinhaltet, dass du ein paar grundsätzliche Rituale kultivierst, die für dich so selbstverständlich sein sollten wie das tägliche Zähneputzen. Diese Gewohnheiten leiten sich aus den Affirmationen für deinen idealen Tag ab und sollten dich täglich ein wenig in deinem Wachstum voranbringen. Welche Lebensbereiche sind dir hierbei besonders wichtig? Deine Gesundheit, dein Hobby, deine Attraktivität?

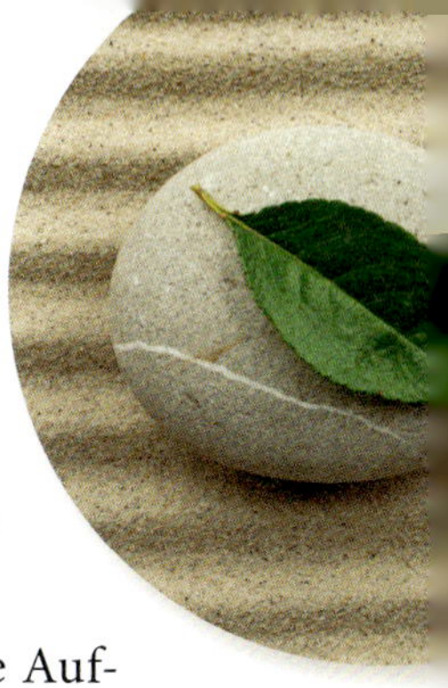

Ich persönlich habe auf Grundlage meiner Affirmationen bereits positive Gewohnheiten in den Lebensbereichen »Gesundheit und Fitness«, »Attraktivität« und »künstlerische Fertigkeiten« entwickelt.

Für mich bedeutet dies, dass ich jeden Tag eine Aufgabe durchführe, die mich in den jeweiligen Bereichen ein Stück weiterbringt, und sei sie noch so klein. Beispielsweise tue ich jeden Tag etwas für den Erhalt und die Förderung meiner Gesundheit und körperlichen Vitalität. Dabei wähle ich je nach Befindlichkeit und Lust aus meinem persönlichen Repertoire aus: Laufen, Fitnesstraining, Kampfkunst und andere Mind-Body-Methoden. Es ist ein tolles Gefühl, auf diese Weise durch die Erfüllung der wahren Bedürfnisse jeden Tag etwas weiterzukommen und ein Stück zu wachsen. Und weißt du, warum ich mit Leichtigkeit und Vergnügen dabeibleibe?

Weil ich meinen Filter mithilfe der Zwei-Prozent-Regel auf das ausgerichtet habe, was ich aus tiefstem Herzen begehre. Dies veranlasst mich dazu, das zu unternehmen, womit ich mir meine gewünschte Realität schaffe, und zwar ohne Wenn und Aber. Ich weiß einfach, ich bin immer dran und tue das Richtige, Ablenkungen gibt es für mich nicht mehr. Und wenn ich doch einmal etwas anderes unternehme als geplant – und das mache ich regelmäßig –, dann deshalb, weil ich dem Fluss des Lebens folge, diese Freiheit genieße und dennoch meine Strukturen bewahre.

In der Praxis bedeutet das, dass ich in diesem Wissen an einem Tag vielleicht einmal nur eine zielführende Aktivität vornehme, aber dennoch meine Struktur nicht verliere, weil diese bereits fest in mir verankert ist. Wenn man das zur Gewohnheit gewordene zwei- oder dreimalige Zähneputzen an einem Tag einmal nicht durchführt oder nicht durchführen kann, etwa weil man sich auf einem Interkontinentalflug befindet, behält man diese Routine ja grundsätzlich dennoch bei.

Überlege dir also, in welchem Lebensbereich du täglich Fortschritte machen möchtest, egal, wie klein sie auch sein mögen. Frage dich hierfür vor allem, warum du dir diese Gewohnheiten aneignen möchtest. Inwieweit unterstützen sie deinen idealen Tag, deine von dir gewünschte Realität? Spüre, wie dich allein die Vorstellung motiviert. Behalte die entsprechenden Aktivitäten wenigsten vier bis sechs Wochen bei, und sie sind für dich zur Gewohnheit geworden. Und was auch noch wichtig ist: Vergleiche dich in deiner Entwicklung nicht mit anderen, sondern miss dich immer an deinen eigenen Fortschritten. Dein heutiger Stand ist der Maßstab für deine weitere Entwicklung am morgigen Tag.

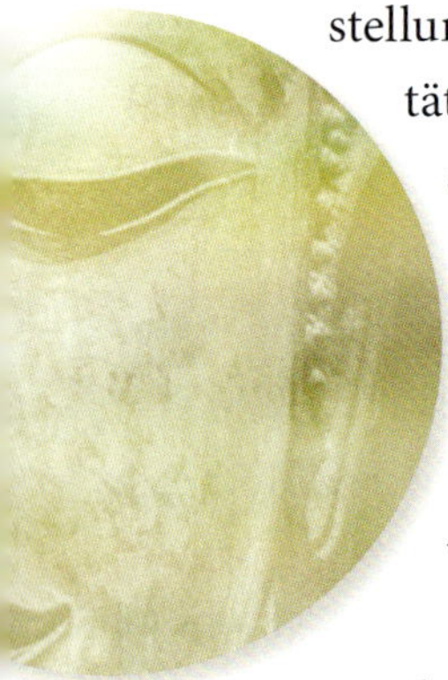

Da du dieses Buch liest, ist insbesondere Attraktivität für dich wahrscheinlich ein wichtiges Anliegen. Wie du gelernt hast, ist dir Schönheit grundsätzlich nicht nur mit den Genen mitgegeben worden. Du magst vielleicht bereits seit deiner Geburt mit äußerlichen Vorzügen gesegnet sein, aber wahre Schönheit kommt von innen und ist davon abhängig, ob du bereit bist, das Beste aus dir zu machen. Fühlst du dich innerlich und äußerlich gut und wohl, strahlst du Schönheit nach außen hin aus. Welche Gewohnheiten kannst du dir also hierfür aneignen?

Überlege dir dafür, was deine Schönheit und Attraktivität ausmacht. Denke hierbei jedoch nicht nur an deine Figur, sondern vor allem an deinen Geist und deine Einstellung. Diese sind entscheidend.
Stelle dir vor, du bist eine alleinstehende Frau und läufst an einer Hauptstraße entlang. Plötzlich siehst du am Straßenrand einen gut gekleideten und südländisch wirkenden Mittvierziger mit durchtrainiertem Körper, der auf den ersten Blick ganz deinem Geschmack entspricht. Du fühlst dich von ihm angezogen und würdest am liebsten einen Small Talk beginnen. Doch als du ihm näherkommst, spürst du, irgendetwas stimmt nicht, da ist etwas Negatives in der Luft. Statt auf dich einzugehen, schaut dich diese Person böse an und schimpft, dass ihr gerade das Taxi vor der Nase weggefahren sei, dass man hier endlich einmal mehr Taxis aufstellen solle und dass es heute überhaupt ein ganz fürchterlicher Tag sei. Es stellt sich heraus, dass du einem Menschen gegenüberstehst, dessen Denkweise durch und durch negativ ist. Abgeschreckt von dieser Situation, gehst du schnell weiter.

Ganz anders würde diese Begegnung wahrscheinlich verlaufen, wenn dir diese Person sagen würde, dass sie bis vor einer Minute keinen guten Tag gehabt hat, da ihr gerade das Taxi davongefahren sei, und dir dann herzlich zulächeln würde. Wie würdest du in diesem Fall empfinden und dich verhalten? Sicher, ein banales Beispiel, aber es zeigt eben, was eine kleine Geste ausmachen kann.

Würde man prozentual bestimmen, was einen begehrenswerten Menschen ausmacht, wären das laut Umfragen, die ich in meinem Bekanntenkreis durchgeführt habe, für die äußerlichen Vorzüge etwa 30 Prozent, Geist und Charakter 50 Prozent, seelische Ausgeglichenheit und Spiritualität 20 Prozent.
Man könnte dann sagen, Männer oder Frauen mit einem tollen Körper haben einen Anziehungsfaktor, der 30 Prozent ihres Potenzials entspricht. Kommt zu einem vorteilhaften Äußeren ein freundlicher Geist mit konstruktiver Denkweise, also »innere Schönheit« hinzu, liegt der Anziehungsfaktor bereits bei 80 Prozent. Und ist diese Person dann noch spirituell und auch seelisch ausgeglichen und mit einem gesunden Ego-Bewusstsein gesegnet, kann sie 100 Prozent ihres Anziehungsfaktors nutzen. Die logische Folge ist, dass wir die Schönheit von Körper, Geist *und* Seele pflegen sollten.

Du hast dir dein Bild von Attraktivität bereits in Schritt 1 des 6-Schritte-Programms ausgemalt. Stelle es nun noch einmal auf den Prüfstand. Was definierst du als »schön«, und was ist deine Vision hiervon? Sieh es, und fühle es. Hast du hierzu bereits eine Affirmation niedergeschrieben? Dann überlege, was du ab jetzt täglich dafür tun wirst. Beziehe deinen Geist, deinen Körper und deine Seele ein.

Du stellst dir vielleicht vor, dass du nächsten Sommer mit schlankem, durchtrainiertem Körper auf Ibiza Urlaub und dabei nette Bekanntschaften machen möchtest. Du fühlst deine Begeisterung hierüber und hast sie wie folgt zusammengefasst: »Ich bin eine liebenswerte und redegewandte Person mit einem begehrenswerten Körper.«

Nun überlege nochmals, welche Gewohnheiten du ab heute kultivieren könntest. Wie wäre es, speziell für diesen Urlaub und zur Steigerung deiner Redegewandtheit einen Spanischkurs zu beginnen, ab heute alle zwei Tage ein Bauch-Beine-Po-Training zu machen sowie Meditation oder Yoga an den anderen Tagen. Denke daran, ausschlaggebend ist, dass du dir dein Training zur Gewohnheit machst. Dies sollte dir leichtfallen, wenn du dir mindestens sechs Wochen lang täglich deinen idealen Tag und deine Affirmationen vor Augen führst.

So kommunizierst du in deinem Sinne

An dieser Stelle wollen wir zusammenfassen, wie du das Wissen dieses Buches ab sofort in deinem Sinne nutzen und zielführend kommunizieren kannst. Beachte dabei, stets Win-win-Situationen zu erzeugen, d. h., tue dies zur Freude und zum Nutzen aller Beteiligten. Dies sollte für dich das oberste Gebot sein, denn auf diese Weise stellst du sicher, dass du mit deinen Handlungen nicht so sehr egogetriebene Interessen verfolgst, sondern vielmehr deinem längst verinnerlichten Wissen über das Potenzial geistig-spirituseller Methoden gerecht wirst.

Dir ist inzwischen bewusst, dass es drei Arten der Kommunikation gibt:

- diejenige über die äußere, körperliche Form samt Gesichtsausdruck
- tatsächlich gesprochene Worte
- und diejenige über den inneren, nonverbalen, intuitiven oder auch energetischen Austausch.

Die folgende Situation soll verdeutlichen, wie diese Kommunikationsformen ineinander verlaufen und sich entwickeln können. Wir bleiben im privaten Bereich:

Nehmen wir an, du bist männlich und begegnest bei deinem Getränkehändler einer hübschen Frau im mittleren Alter. Sie ist gerade aus ihrem Auto gestiegen und läuft dir nun entgegen. Irgendwie fühlt sie sich gleich von deinem Blick angesprochen und erwidert diesen aus etwa zehn Meter Distanz mit einem Lächeln.

Beobachte nun, wie sie über ihre Körpersprache mit dir kommuniziert. Ist ihre Art, sich zu bewegen, anmutig, etwa weil sie einen erregenden Gang hat, lange dunkle Haare und spürbare Selbstsicherheit, also alles, was du dir wünschst. Was sagt dir ihr Gesicht über ihre augenblicklichen Gedanken, Probleme oder Bedürfnisse? Fühlst du, wie ihr Lächeln gemeint ist, höflich oder sogar herzlich? Ist die Kommunikation über ihre äußere Form stimmig für dich, entspricht sie also deinen Vorstellungen?

Nun überlege, was du aussenden möchtest, damit euer beider »Senden« und »Empfangen« zueinanderpassen. Normalerweise würdest du ihr Lächeln nun erwidern und selbstbewusst anfangen, mit ihr zu sprechen. Du fragst sie dann beispielsweise, ob sie aus der Gegend ist und hier öfter einkauft. Auf ihre Worte hin erzählst du ihr dann vielleicht von einem mit diesem Ort in Verbindung stehenden witzigen Erlebnis, das euch beide in eurer Kommunikation auf die energetisch höhere Gefühlsebene hebt. Dann nimmst du ihre Reaktion wahr. Vielleicht beginnt sie ebenfalls, zu erzählen.

Achte darauf, ob sie dabei überwiegend Worte des Sehens, Hörens oder Fühlens verwendet. Greife diese Wortwahl auf, und kommuniziere im Folgenden ebenfalls in dieser Weise. Wenn deine Gesprächspartnerin zum Beispiel Redewendungen wie »Ich habe gehört« oder »Man hat mir erzählt« benutzt, ist sie in ihrer verbalen Verständigung auf der sogenannten auditiven Ebene. Bei einem eher visuellen Sprachmuster hörst du zum Beispiel vermehrt Redewendungen, die das Gesehene beschreiben, wie »Es leuchtet mir ein, dass man nicht schwarz sehen sollte«. Wenn dein Gegenüber sagt: »Ich habe den Vorteil begriffen, und mir wird gleich ganz warm dabei«, betrifft dies die kinästhetische Ebene der Kommunikation. Diese Begriffe kommen aus dem NLP (Neuro-Linguistisches Programmieren). NLP ist eine Sammlung von Kommunikationstechniken und Methoden zur Veränderung psychischer Abläufe im Menschen. Hierbei geht man von visuellen (das Gesehene), auditiven (das Gehörte) oder kinästhetischen (das Gefühlte) Repräsentationssytemen unserer erlebten Wirklichkeit aus. Entsprechend unserer fünf Sinne kommen ergänzend das olfaktorische (Gerochene) und gustatorische (Geschmeckte) hinzu.

Menschen haben typischerweise einen oder zwei bevorzugt genutzte Sinneskanäle. Für eine zielführende Kommunikation in deinem Sinne ist es also hilfreich, zu wissen, welchen Sinneskanal du selbst und welchen dein Gegenüber überwiegend benutzt. Du kannst dann deine Art der Verständigung daraufhin anpassen.

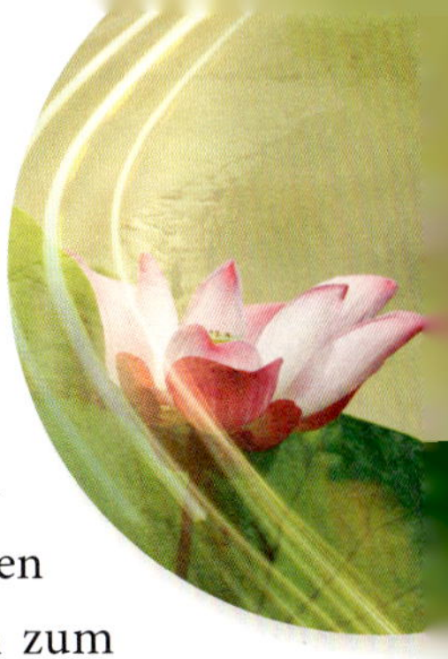

Dies sollte nicht als Manipulation missverstanden werden. NLP ist eine psychologische Methode, um verbale Verständigung zu verbessern und energieschwache, negative, »ressourcenarme« Zustände in sich selbst oder auch bei anderen zu beseitigen. Wird sie in der Kommunikation zum Wohle aller Beteiligten eingesetzt, kann sie das gegenseitige Verständnis erheblich verbessern.

Aber zurück zu unserem Beispiel:
Ihr befindet euch inzwischen in einem regen Austausch, und du hast die sympathische Kundin gefragt, ob sie Zeit und Lust hätte, nach dem Einkauf in das kleine Café gegenüber zu gehen, um eure nette Unterhaltung noch ein wenig fortzusetzen.
Natürlich macht sie das gern, und dir wird bewusst, dass nun der Zeitpunkt gekommen ist, an dem du auch deine Fähigkeit zu höherer Kommunikation über die intuitive Ebene testen kannst. Du führst dir nun das von dir beschriebene Bild hinsichtlich deiner Anziehungskraft vor Augen und versuchst, deine zugehörige Affirmation zu fühlen. Auf diese Weise gerätst du in dein Energiebewusstsein, das dir in Verbindung mit deiner bisherigen Praxis zur Steigerung deiner intuitiven Kräfte nun in den nächsten Stunden, je nachdem, wie lange ihr beisammen seid, konstruktive Ideen zuspielen und ein zielführendes Verhalten ermöglichen wird. Ihr setzt also euer angeregtes Gespräch von vorhin fort und gebt

gegenseitig mehr Informationen voneinander preis. Du fühlst förmlich, was du sagen solltest, um die gute kommunikative Energie zwischen euch aufrechtzuerhalten. Nach einer halben Stunde sagst du, wie wundervoll du es findest, wenn Frauen selbstsicher und durchtrainiert sind, weil sie viel Sport machen, und du nimmst dieses Thema zum Anlass für einen treffsicheren Test: Du fragst deine neue Bekanntschaft, ob sie auch so fit sei und ob du einmal ihre Hände sehen dürftest. Sie fragt zwar, wozu das gut sei, geht aber gleichzeitig sofort darauf ein, indem sie sie dir entgegenstreckt. Das allein ist schon einmal ein gutes Zeichen.
Darüber hinaus ist ein Faktor für dich von hoher Bedeutung: Öffnet sich deine Bekanntschaft dir gegenüber in »körperlicher« Hinsicht, sodass du nun wiederum diese Form der Kommunikation intensivieren solltest, etwa indem du etwas näherrückst? Und wenn ja, woran erkennst du dies?
Schaue auf ihre Hände. Zeigen ihre Handflächen nach unten oder oben? Ein von Flirtexperten durchgeführter Test hat gezeigt: Eine Frau (oder ein Mann) öffnet sich ihrem Gegenüber bereits unbewusst, wenn sie (oder er) diesem die Hände mit den Handflächen nach oben reicht. Sie (oder er) gibt damit ein wenig ihr (oder sein) natürliches Schutzverhalten auf, da sie (oder er) die verwundbarere Innenseite ihrer (oder seiner) Hände anbietet.
Du bist also in Bezug auf dein Anliegen auf dem richtigen Weg. Gehe trotzdem weiterhin behutsam vor, und alles entwickelt sich für euch in die richtige Richtung.

Du weißt bereits, dass allein das Gesicht eines anderen Menschen alles über seinen Charakter, seine Probleme, seine Pläne und Bedürfnisse, ja, sein ganzes Ich verrät. Jeder Mensch kommuniziert über sein Gesicht mit der Außenwelt. Die wenigsten von uns sind jedoch in der Lage, Gesichter zu lesen. Diese Fähigkeit steckt noch in den Kinderschuhen, und die Frage ist, ob und wann dieses Potenzial selbst von Kommunikationsexperten in vollem Umfang entschlüsselt wird. Nicht nur in der Annäherung an eine begehrte Person, sondern natürlich auch im Alltag und im Beruf ist dies von höchster Bedeutung. In meiner eigenen langjährigen Tätigkeit im Personalmanagement konnte ich durch meine Praxis entweder bereits beim Anblick des Bewerbungsfotos oder spätestens nach wenigen Minuten persönlichem Interview intuitiv sagen, ob der Kandidat oder die Kandidatin für die ausgeschriebene Stelle geeignet war.

Die höchste Form der Kommunikation ist jedoch die Intuition. Sie findet nonverbal statt und ist die ursprüngliche Weisheit in uns. Durch sie können wir nicht nur mit Menschen, sondern auch mit anderen Lebewesen sowie der feinstofflichen Welt kommunizieren. Telepathie ist, wie schon aufgezeigt, die Nutzung intuitiver Fähigkeiten als Sender. Du kannst mit ihr bewusst Informationen aussenden, unabhängig davon, wo sich der Empfänger gerade aufhält. Nutze sie jedoch stets in konstruktiver Form und auch zum Wohle des Empfängers. Jeder Mensch kann sie übrigens nutzen und tut dies auch, allerdings zumeist unbewusst. Ein Beispiel:

Dir fällt auf einmal ein, dass du eine bestimmte Person anrufen solltest, vielleicht deine Mutter. Plötzlich klingelt das Telefon. Du nimmst den Hörer ab, und wer meldet sich? Deine Mutter. Du sagst: »Ah, das war ja mal wieder Gedankenübertragung!« Stimmt. Du hast an sie gedacht, weil auch sie dich anrufen wollte und der gedankliche Impuls dich schon vorher erreicht hat.

Wenn wir uns der Intuition öffnen und unser Wissen darüber nutzen, fehlen uns zudem nie wieder die passenden Worte. Viele Menschen kennen solche Situationen, in denen ihnen erst nach Verabschiedung oder auf der Heimfahrt gute Ideen und Sprüche einfallen, die man im Gespräch hätte anbringen können. Du sagt dann vielleicht: »Hätte ich nur das noch gesagt!«, oder: »Warum war ich nur so zurückhaltend?« Warum erst danach? Woran liegt das? Nun, du bist in solchen Situationen deiner Intuition gegenüber verschlossen und energetisch nicht optimal ausgerichtet. Vielleicht dominieren deine Gedanken auch gerade zu stark dahingehend, wie du das Gespräch interessant hältst. Dies allerdings verschließt dich gegenüber deiner höheren Intelligenz und einem spontan zielführenden Verhalten.
Jetzt weißt du, welche Möglichkeiten du hast, um in solchen prickelnden Situationen optimal zu handeln.

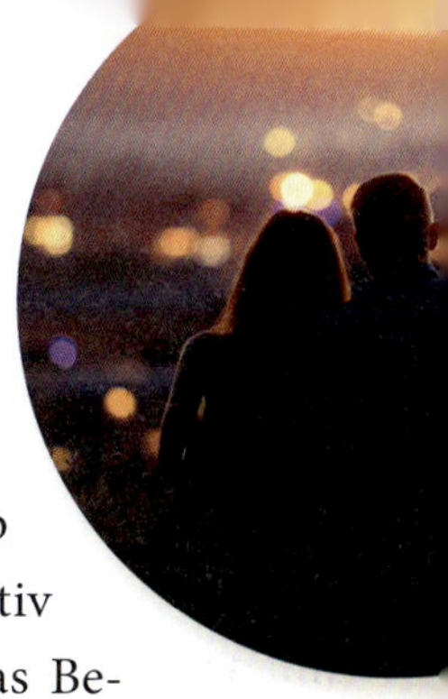

Deine Belohnung auf dem Weg der Junggebliebenen

Diese Anleitung kann jedem Menschen, egal, ob 35 oder 60 Jahre alt, in seinem Bestreben, attraktiv zu bleiben, unterstützen. Natürlich gewinnt das Bedürfnis nach Attraktivität mit zunehmendem Alter immer mehr an Bedeutung. Daher sollen die hier aufgezeigten Anregungen Menschen mittleren und fortgeschrittenen Alters als ein Verjüngungsprogramm dienen, im dem Sinne, dass es ihnen dabei hilft, am Ball zu bleiben und sich persönlich weiterzuentwickeln. Dann winkt eine reichhaltige Belohnung.

Bleibe dir dabei stets bewusst: Geld für den Lebensunterhalt ist wichtig, allerdings häufig keine leicht verdiente Währung, insbesondere, wenn es um den Erhalt der Zufriedenheit, ausreichender Freizeit und der Gesundheit geht. Wir haben jedoch täglich aufs Neue die Möglichkeit, unseren Standort zu bestimmen, uns – falls erforderlich – zu verändern, dadurch zu entfalten und für die wahre Währung »Leben« einzusetzen und dabei jung zu bleiben. Das Bestreben, jung zu bleiben, meint natürlich keinesfalls, gegen das natürliche Älterwerden anzukämpfen, sondern das Feuer im Herzen zu bewahren und Geist, Körper und Seele jung bzw. in Balance zu halten.

Wenn ich morgens aufwache, freue ich mich auf die vielen spannenden Momente und Möglichkeiten des neuen Tages. Wir bestimmen, wie du nun auch weißt, unsere persönliche Wirklichkeit. Es liegt also an uns, ob wir unsere Zeit damit verbringen, uns im Wesentlichen mit dem Leben anderer zu befassen, oder sie dazu nutzen, uns selbst eine faszinierende Realität zu schaffen. Die Leidenschaft hierfür ist letztlich das, was uns jung hält.
Du erkennst dies auch daran, dass viele Menschen ab einem gewissen Alter aufhören, das zu tun, wofür sie früher einmal gebrannt haben, etwa ein Instrument zu spielen und Musik zu machen. Sie sagen dann vielleicht, dass sie inzwischen zu alt dafür sind. Nun frage dich: »Ist dies förderlich? Warum sollten wir mit 60 Jahren nicht noch Klavierspielen lernen oder vielleicht sogar Bühnenerfahrung damit sammeln wollen?«
Es ist die Leidenschaft für das Leben, die uns jung hält – oder, wie ich es in meinem Buch »Du wirst nicht älter, sondern besser« ausdrückte: »Jung bleibt, wer Körper, Geist und Seele nährt und in seinem Herzen das Feuer für große Taten der Zukunft behütet.«

Erwecke täglich diese Leidenschaft in dir, und entwickle parallel dazu deine Spiritualität. Dies ist besonders wichtig, denn mit einer mentalen Vorstellung schaffst du den entscheidenden Rahmen für deine Wirklichkeit. Über deine spirituelle Entwicklung mittels energetischer Methoden und der Aktivierung deiner Intuition überwindest du mit Leichtigkeit und Vergnügen deine von dir selbst gesetzten Grenzen. Warum? Weil du dich vom Ego befreist. Das Ego, das dich bisher aufgrund von Ängsten, Selbstzweifeln und negativen Gedanken davon abgehalten hat, dein wahres Potenzial in einem faszinierenden Leben in bleibender Jugend zu verwirklichen.

Lasse dich daher von allem inspirieren, was dein Herz begeistert, und schaffe ab sofort wunderbare Werke in deinem einzigartigen und wunderbaren Dasein. Der Weg führt über die Nutzung der intuitiven Kraft, wie du sie in diesem Buch kennengelernt hast. Deine Belohnung sind bleibende Jugend und Attraktivität – in jedem Alter.

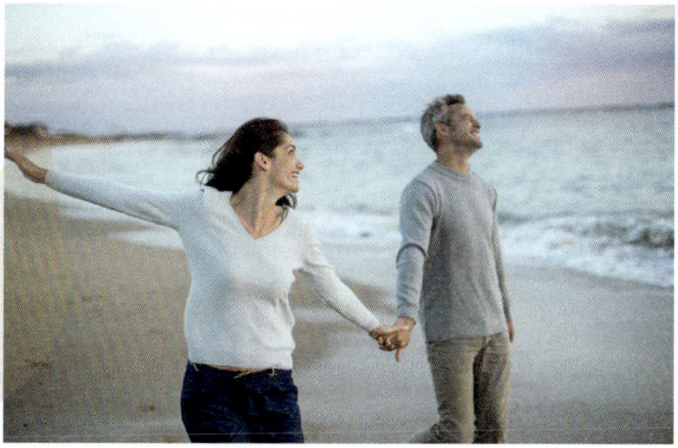

Mache den Test: Dein neuer Anziehungsfaktor

Gratuliere! Nachdem du das Buch bis hierher gelesen und die Grundsätze verinnerlicht sowie die Übungen durchgeführt hast, bist du bereit für den Selbsttest. Lerne deinen neuen Anziehungsfaktor kennen. Dieser wird dir helfen, in unserer Gesellschaft selbstbewusst aufzutreten und dir deines Wertes und deiner Attraktivität bewusst zu sein. Andere Menschen werden rasch fühlen und erkennen, dass du ein ganzheitlich sympathischer und begehrenswerter Mensch bist und nicht nur mit äußerer Schönheit und Jugendlichkeit glänzen willst.

Du kannst diesen Selbsttest natürlich immer wieder durchgehen, um zu sehen, ob du auch weiterhin auf Kurs bist. Idealerweise hast du ihn, wie von mir zu Beginn vorgeschlagen, bereits vor dem ersten Lesen des Buches durchgeführt. Überprüfe, wie beeindruckend dein persönlicher Anziehungsfaktor gewachsen ist.

Ein ganzheitlich begehrenswerter Mensch wirkt nicht nur in einem Lebensbereich, etwa der Liebe mit sexuellen Fähigkeiten, anziehend, sondern auch im Alltag. Der folgende Fragebogen enthält daher die wichtigsten Kriterien zur Überprüfung deines Sex-Appeals und deiner neuen Attraktivität im Alltag. Beantworte für die Auswertung die nachfolgenden Fragen mit einem Kreuz bei »Ja« oder »Nein«, oder halte die Antworten gedanklich fest. (Solltest du dich aktuell in keiner Partnerschaft befinden, lasse den ersten Teil des Fragebogens aus.)

Mein persönlicher Anziehungsfaktor

Partnerschaft

	Ja / Nein
1. Ich bin glücklich in meiner bestehenden oder gerade im Aufbau befindlichen Beziehung.	☐ ☐
2. Mein Partner verfügt über viele gute Eigenschaften.	☐ ☐
3. Wenn ich über meine bisherigen Beziehungen nachdenke und spreche, tue ich dies in überwiegend positiver Weise.	☐ ☐
4. Unsere gemeinsame Freizeitgestaltung macht mir Spaß und ist interessant.	☐ ☐
5. Mein Partner und ich geben uns gegenseitig Freiraum zur persönlichen Entwicklung.	☐ ☐
6. Unsere Partnerschaft ist immer noch ein Abenteuerspielplatz, und wir können viel gemeinsam entdecken.	☐ ☐
7. Ich lebe noch mein eigenes Leben und versuche nicht, es meinem Partner immer recht zu machen.	☐ ☐
8. Mein Partner und ich geben uns in unserer Beziehung ab und an mit kontroversen Meinungen angemessen Gegenwind, um unsere eigene Persönlichkeit und das Interesse aneinander zu wahren.	☐ ☐

9. Positive Emotionen haben eine wichtige Bedeutung in unserer Beziehung. ☐ ☐

10. Ich beachte die unterschiedlichen Kommunikationsbedürfnisse zwischen mir und meinem Partner (Männern – eher sachlich, rational; Frauen – eher emotional) und gehe empathisch darauf ein. ☐ ☐

Sex-Appeal | Ja / Nein

11. Mein Sexualleben erfüllt mich. ☐ ☐

12. Begegne ich einem äußerlich attraktiven Menschen, fühle ich aufkommende Sympathie und die Lust, mich mit ihm auszutauschen. ☐ ☐

13. Mein Partner und ich sprechen darüber, was uns in unserem Sexualleben gefällt und Freude macht. ☐ ☐

14. Ich bin voller Tatendrang und habe kein Problem damit, in bestimmten Situationen das letzte Wort zu haben oder auch einmal mit meinem Partner aneinanderzugeraten. ☐ ☐

15. Ich sehe mich zwar als guten Menschen, bin aber nicht nur immer nett und witzig, sondern auch bewusst kantig. ☐ ☐

16. Ich entwickle das Faszinierende und Geheimnisvolle in mir und meinem Leben. ☐ ☐

17. Ich schaffe es, fesselnde Emotionen in meinem Gegenüber zu wecken. ☐ ☐

Alltag	Ja / Nein
18. Ich fühle mich dem Alter nach jünger als die Zahl, die auf meiner Geburtsurkunde steht.	☐ ☐
19. Ich bin selbstsicher und trage keine unnötigen Sorgen und Ängste in mir.	☐ ☐
20. Ich habe eine klare Vision von meinem weiteren Leben und setze diese täglich um.	☐ ☐
21. Ich habe Vertrauen in meine intuitive Kraft und versuche, diese mittels ausgewählter Praktiken weiter zu steigern und zu nutzen, indem ich allen aufkommenden Impulsen, die sich gut anfühlen, folge.	☐ ☐
22. Ich empfinde pure Lust am Leben, und ich spüre das Feuer in meinem Herzen.	☐ ☐
23. Ich übe mich auf natürliche Weise täglich in den Bereichen innere Schönheit (z. B. gute Gedanken, Meditation) und äußere Attraktivität (z. B. Fitness) und entwickle mich weiter.	☐ ☐
24. Ich praktiziere mindestens zwei- bis dreimal in der Woche Yoga, Taijiquan, Qigong, eine andere Mind-Body-Methode oder mindestens viermal in der Woche Meditation.	☐ ☐

25. Ich ernähre mich bewusst, ausgewogen und fühle, wie mein Körper überwiegend Gemüse, Salat, Obst und vitalstoffreiche Nahrung wünscht. ☐ ☐

Beruf	Ja / Nein
26. Ich habe Lust, etwas zu bewegen, und möchte einen wertvollen Beitrag für die Gesellschaft leisten.	☐ ☐
27. Ich besitze eine überdurchschnittliche Effektivität bei der Bewältigung meiner Aufgaben.	☐ ☐
28. Ich denke gern an die Begeisterung und Zielstrebigkeit, die ich in meinen ersten Berufsjahren verspürte, und spüre jetzt wieder etwas davon.	☐ ☐
29. Weiterbildung macht mir Spaß.	☐ ☐
30. Mir gefällt es, im Team erfolgreich zu sein, und auch, die Führungsrolle zu übernehmen, wenn nötig.	☐ ☐

Zähle nun, wie oft du »Ja« angekreuzt hast: Je öfter du mit »Ja« geantwortet hast, desto höher ist dein Attraktivitätsfaktor. Dieser errechnet sich wie folgt: Anzahl der Ja-Antworten geteilt durch 30 mal 100. Die Zahl, die sich daraus ergibt, zeigt dir an, wie viel Prozent von deinem vollen Potenzial du nutzt.

Solltest du dich aktuell in keiner Partnerschaft befinden und daher den ersten Teil in deiner Beantwortung ausgelassen haben, errechnet sich dein Wert wie folgt: Anzahl der Ja-Antworten geteilt durch 20 mal 100.

Liegt dein Faktor bei mindestens 80 Prozent? Glückwunsch, mache weiter so, du bist bereits auf einem sehr guten Weg. Wenn dein Anziehungsfaktor zwischen 50 und 79 Prozent liegt, solltest du noch ordentlich an dir arbeiten. Mehr noch, wenn er unter 50 Prozent liegt.

Wenn du den Fragebogen, wie zu Beginn des Buches empfohlen, durchgegangen bist und nun dein Ergebnis vergleichst, wirst du vielleicht zu recht umso stolzer auf dich sein. Wenn nicht, arbeite einfach noch weiter an dir. Du kannst in jedem Fall 80 Prozent und mehr erreichen und wirst durch zunehmende Erfolge und Feedback motiviert dabeibleiben. Denke immer an dein Ziel und wie großartig es doch ist, persönlich und gesellschaftlich attraktiv zu bleiben und das Leben in allen Bereichen zu genießen und auszukosten.

Zum Abschluss oder Neustart

Meine zusammenfassende Empfehlung lautet: Lies dieses Buch immer wieder, bis du es aus eigener Erfahrung und Überzeugung lebst. So, wie ich. Vielleicht fühlst du mich beim Lesen sogar, uns verbindet die gleiche energetische Qualität und Liebe zum Leben. Du erhältst immer neue Anregungen und Erkenntnisse aus diesem Buch. Schaffe daraus deine Wirklichkeit, und lebe das Leben deiner Träume. Liebe dieses Leben und dich selbst. Beziehe in deine Selbstliebe Körper, Geist und Seele ein. Entwickle dich täglich weiter, egal, wie alt du nach deiner Geburtsurkunde bist, denn nur dein biologisches Alter zählt.
Lies möglichst weitere inspirierende Sachbücher und spirituelle Literatur, aber auch Bücher darüber, wie du deine körperliche Liebe ausleben und genießen kannst. Sie ist ein wichtiger Jungbrunnen und stärkt jede Partnerschaft. Betrachte jeden Tag als Geschenk, entwickle dich weiter, und trage deine Lebenslust in diese Welt. So bleibst du attraktiv und sexy in jedem Alter.

Du bist nun dabei, deinen Zauber zu entfalten. Gönne dies auch anderen Menschen. Empfehle ihnen dieses Buch, oder gib dein Wissen an sie weiter.

Alles Liebe und Gute auf deinem Weg!

Über den Autor

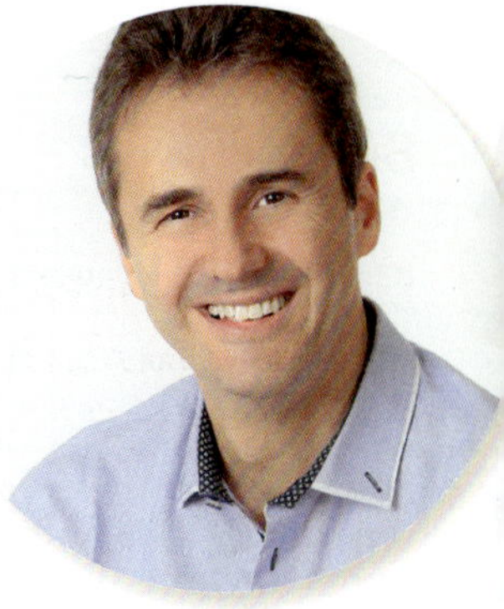

Christof Steinhauser ist ausgebildeter Betriebswirt mit zusätzlicher psychologischer Qualifikation. Er verfügt über langjährige Erfahrung im Personalmanagement und in der kaufmännischen Geschäftsleitung führender Unternehmen. Als Sachbuchautor, Redner und Coach steht er Menschen zur Seite, die beruflich und privat ein erfülltes Leben verwirklichen und auf natürliche Weise jung bleiben möchten. Seit mehr als 20 Jahren befasst er sich mit psychologischen und energetischen Methoden und Praktiken wie NLP, Reiki, Meditation, Quantenheilung, Qigong, Yoga und der Kampfkunst Taijiquan. Im Zuge seiner langjährigen Erfahrung und Praxis entwickelte Christof Steinhauser ein Programm für ganzheitliche Gesundheit, persönliches Wachstum und wirkungsvolle Verjüngung mithilfe mental-spiritueller Techniken. Er schreibt zu diesen Themen Bücher, hält Vorträge und veranstaltet Workshops.

Sein Motto »Jung bleibt, wer Körper, Geist und Seele nährt und in seinem Herzen das Feuer für große Taten der Zukunft behütet« führt ihn selbst erfolgreich durchs Leben.

www.christofsteinhauser.com

Bildnachweis

Bilder von der Bilddatenbank www.shutterstock.com:

Hintergründe und Ornamente: Ornament (Aquarell): #1226121883 (© young moon) / #1226120509 (© young moon) / #1164401818 (© youngturxx); Hintergrund und Ornament auf den Seiten 28–31/36–37/102–103/110–113/135–139: #156299342 (© Mr Twister) / #1226121883 (© young moon); Hintergrund auf den Seiten 7/39/81/115: #1226118568 (© young moon); Füllung (gold): #174706823 (© Abstractor); Ranke: #1062276182 (© Elonalaff)

Weitere Bilder: S. 3 #671755027 (© Alena Ozerova), S. 6 #610783796 (© Belight), S. 7 #446490508 (© altafulla), S. 11 #1062103610 (© Maksym Dovgodko), S. 13 #197672570 (© takayuki), S. 21 #52691359 (© xlt974), S. 25 #585793649 (© melnikof), S. 27/83 #548810626 (© AppleZoomZoom), S. 35/58 #37262956 (© beboy), S. 38 #152731973 (© Neale Cousland), S. 39 #638355334 (© Jack Frog), S. 40 #1085334350 (© Kseniya Ivanova), S. 47 #645722368 (© Doraemon9572), S. 51 #631924460 (© Jack Frog), S. 55 #551086180 (© cooperr), S. 57 #452091151 (© Evdokimov Maxim), S. 60 #633854450 (© Jack Frog), S. 67 #441578305 (© InaKos), S. 75 #537845020 (© Africa Studio), S. 80 #276074645 (© Kris Tan), S. 81 #185594519 (© Robert-Horvat), S. 88 #564253519 (© Sergei Mironenko), S. 95 #446490454 (© altafulla), S. 97 #330199577 (© crystalfoto), S. 100 #387937375 (© Mikhail_Kayl), S. 105 #418252489 (© Africa Studio), S. 107 #1039280584 (© Asmiana), S. 109 #388398796 (© Sjale), S. 114 #220093789 (© Paladin12), S. 115 #180676526 (© Anna Om), S. 117 #1199200813 (© Iva Vagnerova), S. 119 #114674302 (© alekleks), S. 120/127 #1122199061 (© worradirek), S. 131 #693690826 (© Parilov), S. 133 #638355385 (© Jack Frog)

Schirmer Verlag

Entdecken Sie das Geheimnis der Junggebliebenen!

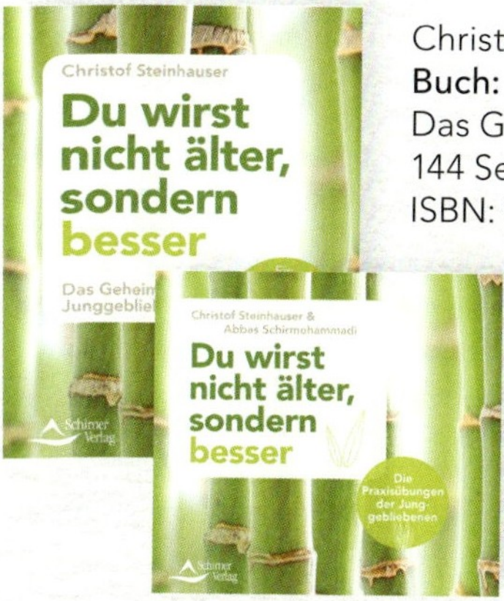

Christof Steinhauser
Buch: Du wirst nicht älter, sondern besser
Das Geheimnis der Junggebliebenen
144 Seiten
ISBN: 978-3-8434-1288-9

Christof Steinhauser &
Abbas Schirmohammadi
CD: Du wirst nicht älter, sondern besser
59 Minuten
ISBN: 978-3-8434-8379-7

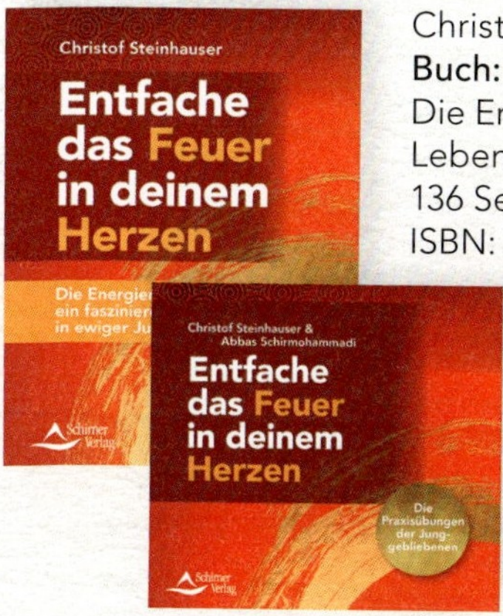

Christof Steinhauser
Buch: Entfache das Feuer in deinem Herzen
Die Energiemethode für ein faszinierendes Leben in ewiger Jugend
136 Seiten
ISBN: 978-3-8434-1367-1

Christof Steinhauser &
Abbas Schirmohammadi
CD: Entfache das Feuer in deinem Herzen
60 Minuten
ISBN: 978-3-8434-8381-0

Danke für deine REZENSION

– Gemeinsam sind wir mehr –

Liebe Leserin, lieber Leser,

von Herzen danken wir dir, dass du dieses Buch in den Händen hältst und es bis zum Ende gelesen hast. Das bedeutet uns, dem Schirner Verlag und seinen Autoren, sehr viel. Aus voller Überzeugung und mit Hingabe widmen wir uns seit vielen Jahren Themen, die unser aller Lebensqualität und Bewusstwerdung dienlich sind, und hoffen, einen Beitrag für eine lichtvollere Welt leisten zu können. Wenn dir unsere Arbeit gefällt, möchten wir dich bitten, dir einige Minuten Zeit zu nehmen, um dieses Buch zu rezensieren. Warum? Die meisten Menschen lesen Rezensionen, bevor sie ein Buch kaufen, da sie hierdurch einen Eindruck bekommen, ob und wie der Inhalt des Buches den Leser erreicht hat. Eine kurze Rezension ist dabei ebenso hilfreich wie eine lange, sehr ausführliche. Um es auf den Punkt zu bringen:

Eine Rezension ist heutzutage die beste Werbung für ein Autorenwerk!

Wenn du den Schirner Verlag und seine Autoren neben dem Buchkauf auch anderweitig unterstützen willst, dann bitten wir dich: Schreibe für jedes Werk eine Rezension – am besten auf der Seite, wo du es gekauft hast, und zusätzlich beim Schirner Verlag und bei Amazon. Das wäre nicht nur eine Wertschätzung für die Autoren, sondern kann dazu beitragen, dass die Verkaufszahlen steigen und der Schirner Verlag auch in herausfordernden Zeiten Bestand hat.

WIE SCHREIBT MAN EINE REZENSION?

Grundsätzlich sollte eine Rezension aus der eigenen, subjektiven Sicht geschrieben werden, da es sich um eine persönliche Meinung handelt. Du kannst in zwei Sätzen deine Gedanken zu dem Buch äußern oder eine längere Rezension verfassen. Falls du nicht weißt, wie du beginnen sollst, hier ein paar Anregungen:

- War das Buch leicht verständlich geschrieben? Wie hat dir die Sprache gefallen? Wie empfandest du die Aufteilung der verschiedenen Themen?
- War es unterhaltsam? War es deiner Meinung nach mit Herzblut und Liebe geschrieben? Wie hat es auf dich gewirkt?
- Hat es dein Herz berührt? Konntest du dich wiederfinden?
- War es tief greifend genug? Hast du viel Neues gelernt?
- Hat es gehalten, was der Titel und die Buchbeschreibung versprochen haben? Hat es deine Erwartungen erfüllt?
- Was macht das Buch besonders? Warum sticht es heraus im Vergleich zu anderen Büchern, die ein ähnliches Thema behandeln?
- Würdest du das Buch weiterempfehlen oder verschenken?

Dankeschön